# 吳明珠教你養好脾
# 35歲就像25歲

吳明珠醫師——著

推薦序

# 吳淡如

## 50代好脾氣美女見證推薦——

以我四十五歲的高齡想懷孕生子，試管嬰兒通常是最快的選擇，但是失敗之後，體質的調理就成為必需的過程！吳明珠中醫師告訴我只要養好脾，調理好五臟六腑的功能後，四十五歲生小孩並不難呀！果然，調理了六個月左右，我就做人成功，懷孕了。

那時候，我的心裡除了感謝之外，也多一個疑問，養脾跟生小孩有什麼關係呢？之後的養胎與產後做月子，也都在吳醫師的調理下，讓我的身體恢復得很快，這點十分感謝吳明珠的專業幫忙。

吳明珠出身中醫世家，本身又是藥學系出身，中西合併的背景，讓她運用中醫的調理基礎，以及西醫的科學驗證，依據病人的實際情況，來開立處方，並且要求病人調整生活作息，同時配合一些運動，算是個很囉嗦的中醫師。

不過，正因為如此，她的調理方法是全方位，就像當初我想生小孩，調理身體時，吳明珠要求我，早睡早起運動，不能節食，三餐正常，心情要放輕鬆，工作壓力不能太大等等，再加上食補及中藥調理，那段時間我真的感覺到，身體變好、變年輕了。

女人要對自己好一點，早一點懂得保養之道，就能留住更多的青春與美麗，吳明珠醫師也教大家簡單又容易的保養方，讓每個階段的女人，都能過得更開心，更自在。

就像這本書《吳明珠教你養好脾，35歲就像25歲》，教大家最根本、也最實際的養顏美容法，不必花大錢，更不會傷身體，更不用擔心歲月的流逝。很開心吳明珠終於把凍齡的祕方公開了，女人們要學，學會了，大家都能當個凍齡美女。

推薦序

40代好脾氣美女見證推薦——

# 李祖寧

婚後近十年生不出小孩，又是打針，又是吃藥，又做人工受孕，最後只好做試管，卻沒有卵可以做，中間做了體質調理也沒成功！直到碰到吳明珠醫師，她覺得我一定要調整體質才能有優質的卵、順利懷孕。所以運用吳明珠醫師調脾胃健五臟的養生方法，居然讓我在四十歲高齡時受孕成功當媽媽了！

吳明珠醫師皮膚白皙、臉上沒有皺紋，身材維持得跟少女一般，真叫人羨慕。很多人都跟我一樣，一直想要打探這個祕方，但吳明珠醫師老說，「沒有啦！顧好脾胃自然就不會老！」

看到吳明珠醫師的新書《吳明珠教你養好脾，35歲就像25歲》後，才發現原來「養脾」是這麼重要的事，雖然重要，卻又很簡單，留住青春一點都不難。

這本書如果我能在二十八歲前，甚至更早就能讀到的話，真不知道有多好，我相信，我一定能夠開心的度過每一個生日，因為年齡對我來說，只是個數字，只要養好脾，凍齡甚至逆齡都可以。

保養永遠不嫌晚，只要願意開始都能將青春留住，《吳明珠教你養好脾，35歲就像25歲》這本書，集合吳明珠醫師從小所熟讀的醫書醫理，是老祖宗的智慧與經驗累積。

讀起來很輕鬆、易懂，做起來也不難，只要有毅力，持續以恆，我想每個人都能夠像吳醫師一樣，做個逆齡又健康的美人。

推薦序

## 30代好脾氣美女見證推薦——

# 王思佳

美麗的容貌與窈窕身材是所有女人努力追求的！不過大多數的女人總是在吃與不吃的節食掙扎，和體重計上的數字斤斤計較！

而我本身是個大食怪，但是因為工作的關係常常吃飯不正常、大小餐的情況很嚴重！再加上熬夜有時也會水腫、代謝也不正常。直到讀了吳明珠醫師這本書後，我才發現，原來養好脾，其實很簡單，想要留住青春與好身材，居然那麼容易，以前剛認識吳明珠醫師時，她總會念，「唉呀，節食瘦不健康啦！吃對食物就不會胖。」

現在看了這本書給了我很大的啟示，女人愛自己，就要懂得真正保養之道，若只想要靠醫美來維持，那真的非長遠之計，反而應該從內而外的保養，才是真健康真美麗。

很開心吳明珠醫師再度發揮她的專業，教女人們最佳的保養之道，不但能夠健康，還能留住青春與美麗。

《吳明珠教你養好脾，35歲就像25歲》這本書很精彩，想要當個凍齡美女，都該來翻開這本書。

作者序

# 謝謝妳懂得愛自己

## 寫給二十八歲的自己——

二十八歲時，是我人生最忙碌的時期，既要忙於工作，也要為學業與家庭努力；那時我在醫院工作，同時期也在大學進修，在同學的勸說下，也準備生小孩。

這麼忙碌的日子，幾乎一天當三天來用，早出晚歸，晚睡早起，每一刻既忙碌也很充實，也因為如此，更要記得要保養，不止外在的保養要注意，更要從內調起！而脾胃則是我最注意的保養方向。

脾胃的保養，如同房子的基座，要打得很穩，很堅固，所以就算當時我如此的繁忙，傷神又費腦，卻也沒有造成我的身體任何困擾，甚至到了生孩子、坐月子、創立診所等等階段，都能以充足飽滿的體力與精神去應對。

直到步入更年期時，女人最常見的黑斑、肌膚變差、發胖、情緒不穩等問題，都沒有太困擾到我。相反的，即使到了更年期，我還是天天精神奕奕！

所以朋友、病人常會問我，凍齡的祕方是什麼？這些應該都要歸功於二十八歲的吳明珠，懂得愛自己，懂得要保養身體。

很多女人以為，擦了一大堆保養品，就能讓皮膚維持在最美的階段，其實，如果基礎不好，擦再多的美顏成份，也只是增加皮膚的負擔而已，甚至會阻塞毛囊長出青春痘。所以要從內調起！脾胃是後天之本，它可以孕養先天之本——腎氣（內分泌），更可以充沛我們的肺氣，中醫理論中，肺主皮毛，而培土（脾胃）生金（肺）更是說明脾胃功能好的時候，白裡透紅的蘋果肌就會出現了！但要脾胃功能好，必須吃對食物，我常會聽到如下的感慨：「我吃了很多膠原蛋白、燕窩、人蔘、舉凡只要吃了能變美的東西，我都會買回來吃，但是，吃到都拉肚子了，怎麼還是黑斑、皺紋一堆呢？」這就是吃錯了不適合自己體質的東西的緣故。

一直以來，我天天被時間追著跑，從早忙到晚，即使再忙，也一定記得照顧自己脾胃，從中藥湯飲茶飲、新鮮當令食材、豆漿，在辦公室做伸展操、穴位按摩等等，簡單又省錢的保養方式，是凍齡最好的方式。

在門診裡看過太多女人，她們為工作、家庭忙碌，照顧老公及小孩家人，忘了自己是誰，忘了好好照顧自己的身心，成了名符其實的黃臉婆，或是生理出現早衰的現象，這樣的人生，我們都不想過，任何一個女人都不應該過。

所以，我最想說的是，女人要懂得愛自己。如果妳也想要延後老化時間，維持美麗，光靠化妝品或現代科技是不夠的，妳必須從年輕做起，從衰老前開始保養，最重要的是，擁有好「脾」氣。

中醫提到「有諸內必形於外」，身體內部出了問題，必然會在我們的容貌、形體等外在表現出來，所以想要有迷人外表，必須先有健康有利的五臟來支撐，也就是由裡到外的進行保養，才能從本質內部去激發本身的新陳代謝，獲得真正的美麗與健康。

記得從小每個月都要喝的阿嬤補湯，那是我美麗的根基，以及保養的啟發，真的謝謝阿嬤；也謝謝爸爸的醫書，讓我從小就知道，如何保養，阿嬤與爸爸帶給我的是人生經驗。現在我出版了這本書《吳明珠教你養好脾，35歲就像25歲》，希望把美麗保養經驗，分享給大家，讓每個女人都能成為凍齡美女。

目錄

第一章

# 從小養好脾的草藥房女兒

# 灶腳的藥草香

## 聞到香味就知道是吳明珠

我的父親是個遵循古法傳統的老中醫，家裡廚房裡天天熬著不同配方的草藥膏，永遠飄著藥草香，連帶著我的身上也總透出淡淡的藥草香氣，鄰居同學們靠近一聞，就知道我是草藥房的女兒——吳明珠。

我出生在新北市林口，台灣傳統的農村家庭，排行老大，底下有三個妹妹和一個弟弟，原本爸爸希望多生幾個兒子，傳宗接代，讓吳家香火不斷延續下去，才會接二連三的生了五個孩子，一直到了最小的妹妹出生時，媽媽因為血崩差點丟了命，還好當時靠著祖傳的祕方，救回媽媽一命，爸爸這才認命不生了。

爸爸手中有許多草藥祕方，其中有針對女性生理調養、皮膚問題保養以及婦女病等方面的症狀，這些可都是當年阿公漂洋過海到唐山，跟當地的中醫師傳學來的。

在我們家，女生不可以過問有關中藥的事，但阿嬤私下偷偷告訴我：

這些草藥祕方，都是清朝皇室、高官、貴族御用的中醫師，針對不同的症狀，專門調配出來的，那些高官貴族們，平時就是用中藥補身，補得貴氣又健康！

當時貴族女眷小姐愛漂亮，或是遇上生理期不順病痛時，中醫師也會對症下藥，開出吃的保養祕方，所以，這些祕方不只是治療，還兼具保養。那時我想，如果能吃得像宮廷古裝劇裡的格格那麼漂亮，該有多好。

在台灣傳統農村社會裡，家中的事業與技藝向來傳子不傳女，我們家也是一樣。爸爸認定弟弟是唯一繼承草藥行的人選，總會帶著他上山採藥，耐心教導熬製祕方等，但女兒們根本就沒得學，只能做做打雜整理的工作。

我是家中的老大，下課後總要幫忙做家事，包括整理藥材，或是有病患上門時，負責倒茶招呼，記得那時好奇心正旺盛，總愛問東問西，爸爸根本不理不回答，媽媽則是念，「女孩子問那麼多幹嘛？長大後去工廠當女工，等著嫁人就好。」

坦白說，那時候的我，對中藥絲毫沒有興趣，甚至還有些排斥，總認為爸爸偏心，所以，根本不想、也沒有機會入門。直到有一次，我偷拿了爸爸的藥膏給同學的姐姐吃，居然吃出效果，那時才第一次見識到中藥的神奇！

### 潤膚美顏方——
## 核桃糯米粥

**● 材料 ●**

核桃仁 30 克、紅棗 15 顆、玉竹 3 錢、糯米 1/3 杯，冰糖適量、水 1000 毫升

**● 做法 ●**

❶ 將糯米浸水兩小時；核桃仁搗碎；紅棗去核並用水浸泡後搗碎；玉竹洗淨備用。

❷ 取一乾淨鍋，放入做法❶材料和水，煮成粥。

❸ 煮好後用冰糖調味即可。

**● 功效 ●**

核桃糯米粥能潤膚、補腎、養血、補氣。核桃仁中不僅含有鈣、鐵、磷等元素，還含有鋅、錳、鉻等人體不可缺乏的礦物質及多種維生素及蛋白質、礦物質，都是有利於容貌健美的營養物質。而核桃仁所富含的植物脂肪中的亞麻油酸，更被視為滋潤肌膚的美容聖品，可以令皮膚滋潤光滑，富有彈性。

## 氣血瘀滯的子宮肌瘤與不良飲食習慣有關

# 偷藥治病，見識中藥的神奇

以前還沒有科學中藥，但為了方便病患服藥治療，爸爸會將一些祕方調配後熬成藥膏，放在冰箱裡，等病患上門來求診時，依照不同的症狀病症，給予不同的藥膏，病人回去就能直接泡水服用，或是煮鴨蛋吃即可，十分方便。

這些祕方當中，我印象最深刻的，就是專門治療女生子宮肌瘤的祕方，當時的年代，子宮是女人的第二生命，一旦長瘤，開刀得花一大筆錢，除了肚皮上會留下難看的疤痕外，有時醫院還會要求病患，乾脆將子宮全部切除，以免再長，從此無法再生育。

子宮肌瘤是因子宮平滑肌增生所致，現代女性有增多趨勢，是女性常見的良性腫瘤，尤其是以三十歲到五十歲之間的婦女為主，在中醫屬於癥瘕、積聚所造成的一種婦女疾病，多好發於痰瘀寒凝、氣滯血瘀、氣虛血瘀等體質的患者身上。而此類體質形成原因，主要與個人不良的生活飲食習慣有關，其中又以飲食最為關鍵！

雖然子宮肌瘤屬良性腫瘤，大多數症狀不明顯，但如未及時發現，會危及身體多個器官，亦可能造成不孕。因此，應注意改善生活習慣，包括，降低壓力來源、避免肥胖和不良的飲食習慣，導致雌激素大量產生、減少環境荷爾蒙的接觸、讓體內多餘的雌激素代謝排出。

**患有子宮肌瘤的婦女，不適合食用熱補的食物**，無論補藥或藥膳，像是十全排骨湯、四物雞、八珍湯、薑母鴨、羊肉爐等都應避免食用，**以免滋補過頭，反讓肌瘤吸收過多的營養，而產生病變、增大。**

此外，寒涼食物，如生魚片、冷飲；發性食物，如燒烤、羊肉、辣椒；富含雌激素的食物等，都應避免。

我曾經看見女病患上門來求診時，哭得一把鼻涕一把眼淚，因為子宮肌瘤的緣故，讓她們結婚多年始終生不出小孩，夫家幾乎要把她們趕走。這時爸爸會問問症狀，然後拿出藥膏，讓她們回去服用。有些病患回去後沒多久居然就懷孕了，還會開心的來送上禮物答謝。

說實話，我當時對中醫還是沒感覺，直到有一天，班上最要好的同學偷偷拉著我說，她的姊姊生理期時血流不止，去醫院檢查才發現原來是長了子宮肌瘤，大約三到五公分那麼大，醫生要求住院開刀割除。

同學拉著我說，「吳明珠呀！拜託一下，幫幫忙，拿一些你爸爸的藥膏來，救救姊姊呀！」我說，「去找我爸看一下啦，我也不知道有沒有效，那麼多種藥膏，我怎麼知道哪一種才對？」

坦白說，就算看到成功治癒的案例，但因為心裡排斥，加上不平衡的心態，始終對爸爸的祕方沒信心，所以百般的推辭，只是最後還是耐不住同學的磨功，從家裡的冰箱裡，偷偷挑了一瓶最黑的藥膏，還依照爸爸平時教病患的方式，要同學姊姊以藥膏煮鴨蛋，每天晚上吃一碗。

一瓶藥膏的份量是一個月份，但大約才過了三個星期，同學就開心的告訴我，她姊姊生理期時不再血流不止，後來再去醫院檢查，子宮肌瘤居然不見了，連醫生都覺得很奇怪。

我內心的驚訝超過同學好幾倍，因為這是我第一次真正見識到中藥的神奇治癒功能，而且爸爸的藥膏價格，遠比醫院的醫藥費便宜許多，

經後保養方——
## 莪朮核桃木耳湯

**● 材料 ●**

莪朮 3 錢、核桃仁 1 兩、
黑木耳 1 兩、雞肉半斤、鹽適量

**● 作法 ●**

❶ 將莪朮、核桃仁、黑木耳洗淨；雞肉洗淨，汆燙備用。

❷ 將做法❶材料放入鍋內，加水淹過食材後以大火煮沸，再轉小火燉煮 1 小時，加入適量鹽調味即可。

**● 功效 ●**

莪朮味辛、苦，性溫和，可入肝、脾經，行氣破血，消積止痛。

莪朮核桃木耳湯，可泄滯血，化瘀通經，行氣止痛，養血滋腎。月經過後可食，每週約一至二次，月經前一週至當週應停食。

讓我想起一句話：「草仔枝也能拐倒人」，原來看似不起眼的中藥，也能擁有如此大的功效，從那時候開始，我對中藥有了新的看法。

## 晚上不睡，搞壞脾胃長不高

# 課外讀物是《千金方》

雖然爸爸的中醫技術不傳女兒，但他很鼓勵我念書，常說「不論男生或是女生，能夠念書要盡量讀，就能擁有更多的力量。」

我從小就特別愛看書，像是開學時會領到新的課本，第一天回家，我就全讀過一遍，就像是預習一樣，後來再聽老師講課，很快就懂了，所以考試出來的成績都不錯。除此之外，我也會主動去找書回來看，像是早餐店用來包油條的《國語日報》，有時邊吃邊看，爸爸就會念，「吃飯不專心，消化不良，身體會打壞！」

除了《國語日報》外，當年叔叔留下一皮箱的書，裡頭有《三國演義》、《紅樓夢》等，我都一本一本拿來翻，後來我開始去翻爸爸的書櫃，那一整排全是醫書，包括《傷科》、《黃帝內經》、《千金方》等等，雖然是文言文，但經過閱讀《三國演義》的訓練，這些醫書居然也能看懂七八分。

這時我就發現，中醫裡頭原來有這些東西：腫瘤可以用線去燒，臉上的斑可以靠中藥敷臉消除，還有些美容配方等等，加上醫書裡還有小小的圖，就這樣讀出興趣，著迷到有時還會挑燈夜戰看書。

雖然爸爸鼓勵看書，但看到我熬夜看書，還是會念，因為我雖然身體不錯，但有鼻子過敏、皮膚起紅疹的小毛病，所以每次被發現熬夜看書，就免不了被念一頓，爸爸那時候最常說，「晚上不睡偷看書，脾胃都被你搞壞了，會變醜長不高喔！」

其實，當時之所以會對醫書產生那麼大興趣，一來是想要多了解中藥，畢竟從爸爸那兒學不到東西，看看醫書應該會有所收穫；二來，爸

### 養氣安神方——
## 甘麥安神茶

**● 材料 ●**

甘草 3 錢、大棗 5 錢、浮小麥 5 錢、水 500 毫升、冰糖適量

**● 作法 ●**

❶ 取一乾淨的茶壺，放入中藥材與水一起煮約 10 分鐘。

❷ 最後加入冰糖，拌均匀即可完成。

**● 功效 ●**

安神養血。浮小麥有鎮靜、養心氣等功效，適合用於心煩失眠、口乾舌燥等症。

爸平時常用一些中醫理論來嚇我，像是熬夜看書會變醜，我想在醫書裡面看看，到底爸爸說的是真還是假。

醫書翻多後，確實驗證爸爸所說的熬夜傷脾胃，因為脾為後天之本，小孩要長得好，脾的功能很重要，才能將所需的養分運送至各個器官部位，營養夠了發育才會健全，如果常熬夜，脾經無法獲得休息，造成虛弱無力，發揮不了功能時，就會影響到身體其他器官，自然毛病就出來。

像我當時正值青春期，鼻子已經出現過敏症狀，顯示脾肺氣虛，如果再熬夜看書，傷腦又傷脾，恐怕青春痘、粉刺、生理期不順、胸部發育不良等症狀都可能出現，爸爸說會變醜，是有所根據的。

# 阿嬤的家傳湯藥

## 經後補血補氣，女人才美麗

爸爸從以前就很注意家中小孩的脾胃，只要有吃不下、或是吃錯了的情形，就會碎碎念。記得我念國中的時候，很喜歡吃大顆的番茄，放學後會拿著零用錢，主動跑到市場跟老闆殺價，用便宜的價格買回一大袋番茄，大約十顆左右，一個晚上邊看電視就能全部吃光光。

爸爸每次看到我猛吃番茄，就會念「查某囡仔不通吃那麼多的番茄，身體會太冷，白帶會很多。」有時還會交待媽媽，番茄要炒一炒再吃，才不會那麼冷。

原本聽爸爸念沒什麼感覺，後來，有一天發現自己的分泌物變多，身體怪怪的，這才知道食物真的會影響身體。

為了幫小孩養好脾胃，爸爸在吃方面特別要求，像是常準備豆漿、花生湯等等給我們喝，每餐一定要有魚或是蛋等等。

除了爸爸，我也在阿嬤身上學到食療的重要性。阿嬤生了三個兒子，沒有養過女兒，遇到我這個長孫女時，簡直當成女兒養，疼得不得了。

記得從初經來潮之後，阿嬤每個月都會固定在生理期結束後燉補湯給我吃，排骨、雞腿、里肌肉等輪流煮，每個月都得吃上一個星期左右。我不喜歡中藥燉湯的味道，覺得顏色黑漆漆的，還有一層厚厚的油浮在上面，不好喝又怕發胖，一直很抗拒。

不過，阿嬤總是很有耐心勸說，「這湯喝下去會變水喔！女孩子要吃一點油才會漂亮，要吃一些肉，才會長得圓潤，否則皮膚會太乾，會長皺紋喔！」聽著阿嬤老是這麼念，家中最愛漂亮的我，只好勉強喝下去。

阿嬤常說，女人一定要懂得保養，月經二十八天一次，要好好把握，只要月經過後好好的補血補元氣，女孩子就能長得漂亮，身材也會愈來愈好，也會老得慢。

那時我跟阿嬤最親，有時會幫阿嬤洗澡擦背，我就觀察到，阿嬤的乳房垂下來，肚皮大且鬆，皮膚也皺皺乾乾的，天真的我口無遮攔的說，「阿嬤，好醜喔。」

阿嬤笑著回我，「女人老得比男人快，一定要保養，要在三十歲前就開始。」現在回想起來，許多有關女人保養的觀念與想法，正是從阿嬤身上學來的。

愛漂亮是喝下中藥的原因之一，但最重要的原因，其實是只要乖乖吃完，阿嬤就會開心從床底下，拿出鐵盒子裡的私房錢偷塞給我，我發現，哇，原來喝中藥有錢賺耶！伴著零用錢的滋味，我忽然覺得中藥好好吃喔！

### 經後藥膳方——
## 當歸羊肉補血湯

**● 材料 ●**

羊肉 300 克、當歸 3 錢、黃耆 5 錢、生薑 5 片、鹽適量

**● 作法 ●**

❶ 羊肉洗淨切塊，汆燙備用。

❷ 將做法❶羊肉與當歸、黃耆、生薑加適量水共燉湯。

❸ 最後加入鹽調味，吃肉飲湯。

**● 功效 ●**

益氣養血。適用於氣血虛弱型痛經。

對的時間念書念出好成績

# 小時候自製漢方面膜，長大念西醫

小時候除了喝補湯賺來的錢，再加上爸爸每天給的十元零用錢，我全都存起來，等到週六下午放學，就跟同學一起到台北車站的書局買書。辛苦存下來的錢通常都只夠買一本書而已，所以我都會站在書架前看書，而且看得很快，盡量多看幾本，等到同學喊著要回家，再決定要買哪一本。

我從小就很愛漂亮，去書局大多是翻健康美容、按摩保養的書籍為主，尤其化妝品、保養品都很貴，根本買不起，但我心裡始終記得，一定要保養才會漂亮。

只要是教女孩化妝或是自製保養面膜的書，我都會仔細的看，並且將配方作法記在腦海裡，回家依照記下來的配方，開始自製面膜。

剛開始自製面膜時，大多以自然的食材水果為主，像是香蕉、番茄、檸檬、牛奶等等，因為便宜也很方便取得。把水果搗爛了，混合牛奶及麵粉，就成了美容聖品。這時候，包括媽媽及三個妹妹統統一起敷臉，一起做實驗，再有多餘的，為了不要浪費，就往自己的二條腿上擦。結果媽媽隔天皮膚發紅，出現過敏小紅疹，我們四個姐妹都沒有事，我才發現，原來不同年齡的膚質，也會有不同反應，敏感程度也所差異。試過水果後，我覺得效果太慢，便開始依照《千金方》的處方，把爸爸的藥材拿來磨一磨，調配出美容保養的漢方面膜，這時卻又讓我發現，媽媽年紀大皮膚較油，效果竟然特別好。

爸爸看我三天兩頭就調配出面膜，往家裡女孩們臉上塗東塗西，倒也沒說什麼，反正大女兒拿來調的東西，他都清楚也知道，只要不會毀容，他都願意讓我邊做邊學。

那時候塗面膜有沒有效果？坦白說，大家都沒有特別的感覺，直到有一天，我在學校準備上軍訓課時，同學們居然盯著我的二條腿看，還說，「吳明珠的腳好白好亮喔！偷穿絲襪喔！」

我笑著回同學，「不要糗我，哪有錢買絲襪！」後來，下課後就被同學們圍著逼問雙腳美白的祕密，那時我才發覺，原來保養美白敷臉是真的有效果。

雖然我讀了很多醫書，也調配不少漢方面膜，爸爸全都看在眼裡，但他就是不肯把祖傳中醫祕方教我，這點讓我心裡不太平衡，連帶對中醫草藥產生排斥反感。

就在國中畢業後，媽媽叫我去工廠當女工，我堅持要繼續讀書，於是家裡要求，除非考上公立的學校，否則就不能再讀。同學和我相約去考國立護專，同學說畢業後拿到護士執照，醫院都搶著要，有一技之長一定賺得到錢，可以自立更生。

那時候衝著護專是前三志願又是公立學校，也帶著叛逆想法，覺得中醫一點都不科學，中藥膏熬出來黑黑臭臭的，家裡堆放的藥材看起來又髒兮兮，所以就覺得讀西醫當護士算是個不錯的選擇，於是，我就大膽的跟爸爸說，「爸，我要考護專、讀西醫。」

考護專、讀西醫這件事，大家都覺得不太可能，一來我的功課算是中上，二來，我又沒補習，讀的又是鄉下學校，程度差那麼多，應該考不上；想不到，放榜那天，同學沒考上，我卻考上了，而且還是全村裡唯

### 熬夜傷身體

晚上不睡最傷脾胃，脾胃一旦受傷造成脾虛時，無法運行，五臟六腑皆受影響，整個人毛病就來了，像是免疫力下降，就容易感冒、記憶力減退、眼睛疲勞、黑眼圈、皮膚差、長痘痘，還有生理期失調等等。

一考上公立學校的人。里長放鞭炮慶賀，鄰居們還上門恭喜，對我爸說，「你家真的是歹竹出好筍！」當時我爸臉上充滿得意的笑容，他得意的是女兒考上國立學校，而不是去讀西醫。

街坊鄰居對於我能考上公立學校，除了羨慕外，也很好奇，吳明珠到底怎麼養的，居然那麼會讀書？其實，我記得要是碰上隔天要考試時，爸爸總是叫我晚上早點睡，到凌晨四、五點時，再叫我起床看書。

爸爸總是說，熬夜看書傷身體，腦袋也記不住東西，讀再多都沒用。工作要做好、功課要好，身體就要健康，要吃對東西，做對事情，晚上就是應該要睡覺休息的時間。

尤其在**晚上十一點到半夜三點，正是肝經、膽經運行的時間，此時要安靜睡熟才能讓血氣集中在肝膽，修復白天所造成的傷害，**熬夜就違反生理時鐘，身體沒跟你抗議就算了，怎麼可能還能幫你做好事呢？所以，熬夜看書根本看不清楚書本寫什麼，更不用說要記起來，應付明天的考試。

從小到大，爸爸最常耳提面命，就算功課再重也不要熬夜，三餐要按時吃，不要怕胖就不吃，要吃一點油，人才會健康，吃飯要專心，不要一邊看書一邊吃飯，其實，現在來看，生活過得簡單規律，就能養出好的脾胃，身體自然就會好。

### 美顏面膜方——
## 居家美白中藥膏

● **材料** ●

白芷 3 錢、白芨 3 錢、白斂 3 錢、白附子 3 錢、天門冬 3 錢、篙本 3 錢、珍珠粉 1 克、蛋清 1 個

● **作法** ●

❶ 將所有中藥材磨成粉末。

❷ 使用時加入蛋清，塗抹於乾淨肌膚即可。

● **功效** ●

具有潤膚、淡化色素的功效。

中醫認為臟腑運行影響髮膚，與膚色相關在於肺經、肝經和脾經。若肝氣鬱結、脾虛時，皮膚會枯黃，容易產生黑斑、汗斑等黃褐色斑點，而腎氣不足、血循不佳也會影響膚色。

想美白去斑，可選擇具有健脾補腎疏肝、理氣化鬱袪溼濁功用的藥材或食材，如茯苓、何首烏、柴胡、玫瑰花、當歸、芍藥、青皮、佩蘭、黃精、玉竹、百合等。

第二章

# 因病養脾，領悟中醫奧妙

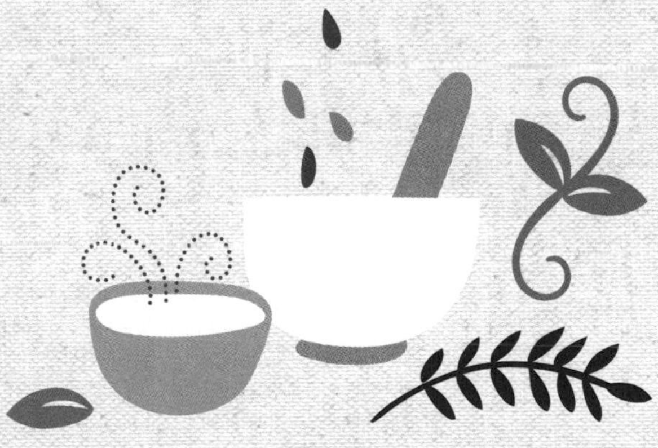

生理痛不靠止痛藥靠補湯

# 讀西醫有感：西藥成分可以用藥草植物代替

進入西醫領域後，在我心裡出現很多矛盾與衝突，畢竟小時候接觸過中醫，就算爸爸沒有正式教導，我在一旁也多少吸收到一些中醫的精華。課堂上教到病症如何治療時，我的腦海裡總出現小時候所讀醫書上的處方，或是爸爸的草藥膏，二邊一對比，中西醫相差很大。中醫治療方式是調理，虛則補之；實則瀉之；熱則寒之；寒則熱之；溼則燥之；痰則化之。

中醫與西醫二者間的醫學基礎差異極大，西醫講究科學論證，要求科學指標，如血壓、心跳數、X光片生化數據等；中醫則是辨證論治，如病人感到胸悶疼痛，中醫會探究引發起源，西醫則是懷疑心肺有問題；西醫對於病症，先按疼痛症狀出現的原點進行治療，中醫則是透過望、

## 抗生素是寒涼藥物

無論是抗生素或消炎藥，在中醫來說都屬於寒涼藥物，服用一段時間之後，體內的五臟六腑就會變得虛寒，眼前的病痛好了，卻可能傷害了其他器官，病好後身體卻更加虛弱，久了就會留下後遺症。

聞、問、切後，推斷為何會引起如此病症，找出源頭後進行調理。

西醫的五臟，指的是心、肝、脾、肺、腎，對應上是獨立且明確形體的器官；中醫的五臟六腑，不單單是器官，而是各種生理系統，如消化、呼吸、免疫、循環系統等等，由好幾個器官、血管、經絡連接而成。

在西醫領域中，診療環境、檢驗數據、症狀用藥上，感覺起來很科學，解決病症快速，例如，疼痛就打止痛劑，或是，有發炎症狀，就立即讓病人吃抗生素。

止痛藥或是抗生素一吃，很多症狀都消失，但等到藥效一過，病症可能又出現，甚至更加嚴重。西藥採取的是壓制與消滅，簡單說，就是頭痛醫頭，腳痛醫腳。

爸爸常說，生病不一定要吃藥，只要身體元氣夠足，就會有足夠的抵抗力對抗病毒。元氣簡單來說就是器官的功能，只要能夠發揮，病毒一進到身體，自然就有抗體。而中藥或是食療，都是補充能量給器官，要達到最好的效果，就得靠脾去運行，因為脾好，五臟六腑吸收就會好，就能發揮功效。

## 治標不治本的止痛劑

中醫主張「脾主統血」，月經的血應該往下流，但脾虛無法運行，血就積在腹部，引起腹脹悶痛，是造成女性生理期經痛的主因。如果打了止痛劑後，不去管經痛的真正原因，持續讓瘀血留在體內，影響新陳代謝，久而久之，一些婦女病就跟著來。

在中西藥對比後，我內心最大感受，就是西藥成分可以用藥草、植物、食療代替。記得有一回，我要準備課堂報告，又要到醫院實習，天天熬夜睡眠不足，吃飯不正常，那時根本全忘了爸爸的交代。

結果生理期時肚子痛到臉色發白，站都站不直，當時正在上實習課，醫生要幫我打止痛針，我一聽到要打止痛針，立刻說不痛了。其實我不是怕打針，而是怕止痛針的成分讓身體變寒變虛。

事後檢討，我的生理期肚子從來沒有痛過，這次怎麼痛得那麼離譜？原來，正如爸爸說的，**熬夜、飲食不正常、缺乏運動，造成脾虛，而脾主要是負責統理分配各個器官內臟所需營養元素，脾虛則無法運行，自然影響其他臟腑**，女孩子除了瘦黃外，最明顯的就是生理期不順。

除了生活作息外，還有每回生理期過後，阿嬤必定會燉給我喝的補湯，在我讀書住校時阿嬤過世了，從此以後就沒再喝補湯。這一痛再度**讓**我體會食療補身的功效。

從那一次開始，我就拜託爸爸幫我配藥材，把電鍋搬到學校宿舍去，每個月固定自己燉湯補身，從那時候開始，就不曾再生理痛了。

## 藥學系實習累出女人病

# 自療經驗Ⅰ 乳房纖維囊腫

在我的人生當中，一直與中藥有著分不開的淵源，而隨著接觸西藥愈多，也讓我更明白，心中懸念的還是中藥，尤其在自己親身碰上病症時。

在藥學系讀書時，每天得忙著準備研究報告，又得到醫院輪班實習，大夜班、小夜班的輪值，導致日夜顛倒、睡眠不足、吃喝不正常等，最重要的是，那段時間，課業、生活壓力極大，身體常感到胸悶、失眠、睡不安穩、吃不下飯等症狀，簡直可以用心力交瘁形容。

仗勢著年輕，又自認從小家裡幫我把身體補得很結實，一點小操勞肯定沒問題，熬過這一陣子就好了，完全不以為意，直到有一天，洗澡時突然摸到左胸外側上方，有一個拇指頭大小的硬塊，那時候第一個念頭就是，「啊！慘了！我得乳癌了？」

一連串負面想法不斷升起，像是乳癌得割掉，那麼醜怎麼嫁人？會不會死掉？怎麼辦？那時候半夜想著想著眼淚就掉下來，把同寢室的室友們嚇壞了，頻頻過來安慰我。

不過，難過歸難過，我的個性就是遇到事情，一定會去追根究柢，求得一個答案結果才會罷手，面對自己的病症也是如此，所以我很主動的到醫院，進行乳房超音波等病理檢查。

在等待檢查結果過程中，爸爸說，不必胡思亂想，壓力只會讓病情惡化，先放寬心，面對病症才是最好解決之道，尤其像這種婦女相關的問題，大多是心情鬱悶、氣滯血瘀造成，所以一定要先放輕鬆，才不會愈來愈嚴重。

檢查報告出來後，發現是乳房纖維囊腫，一聽到不是乳癌，確實鬆了一口氣，但那時我的同學中，有好幾個人都有相同問題，她們也都接受醫生的建議「割掉」，只是割掉後，乳房纖維囊腫還會再長，就這樣長了割，割完再長，在胸部上留下多個開刀的疤痕。

愛漂亮的我，無法接受胸部留下疤痕，而且萬一還得反覆開刀受罪呢？當下與爸爸討論後，決定以家裡的草藥膏祕方，再加上針灸的方式來治療。

我先與爸爸討論可能造成乳房纖維囊腫的病源，發現主要是課業壓力過大，生活作息不正常，導致體重瘦到只剩四十公斤，整個人內分泌失調，再加上肝氣鬱結、心情憂思，進而傷脾，脾、胃、肝經的運行經過乳房，受傷變虛，血氣流動變慢凝結成塊，久而久之瘀血成了囊腫。

於是爸爸主要以補脾、活血祛瘀、疏通散結的中醫處方進行治療，像是陳皮、半夏、夏枯草、蒲公英等等，當然還有家中的獨門祕方：以生鴨蛋作為藥引後每天喝。

## 補脾活血方——
## 補氣化瘀湯

**● 材料 ●**

當歸 2 錢、黃耆 4 錢、玉竹 3 錢、淮山 5 錢、生地 3 錢、赤芍 3 錢、水 3 碗、杏鮑菇適量

**● 做法 ●**

❶ 將中藥材洗淨，裝入小布袋內；杏鮑菇洗淨切片。

❷ 將做法❶材料與水放入鍋中，燉煮約 1 小時即可。可經常服食。

**● 功效 ●**

理氣、涼血、女性血氣虛弱或血瘀，最易出現月經失調。本方用當歸活血補血，黃耆益氣升陽；赤芍活血去瘀；生地滋陰降火解毒，對氣滯血瘀者最能補脾、活血祛瘀、疏通散結。

一般體質皆可飲用。每日 1 劑，7 日為 1 療程。月經期、孕婦、感冒、氣喘發作、發燒、熱病急性期禁用。

除了藥療外，還加上食補，飲食上不能吃寒涼的水果、青菜等，多吃補脾益氣的食材，心情放輕鬆，適時舒緩課業壓力，並且做一些健脾運動，像是慢跑或拉筋，再調整睡眠作息時間等等。

此外，爸爸也請針灸師同時進行調理，那是我第一次接觸針灸，本以為要在胸部上紮針，結果是在腿上的經絡上紮針，主要以加強疏通經絡活血的穴道為主。每星期都得去二趟，費了我不少時間。

大約過了一個月，我發現生理期時胸部比較不會漲痛，再過三個月，拇指大的囊腫硬塊，居然變小了。

乳房纖維囊腫是我第一次真正體驗中醫療法，從中藥、食療到針灸，親身體驗整個病症的過程與結果，脫胎換骨似的，對於中醫產生無比的敬仰與興趣，更喚回我小時候讀醫書的全部記憶，從此真正開啟我前往中醫的那扇大門。

## 家庭、事業、學業三頭燒

# 自療經驗II 子宮內膜異位症

中醫在我的人生當中，扮演十分重要的角色，包括傳承生命這件事。

我在二十九歲時結婚，原本不打算太早生小孩，但與同窗好友聊天的時候，她的一席話提醒了我。

她說，「人的一生當中有很多重要的事一定要做，追求成就很重要，五子登科是最令人開心，有些事，晚了想做也做不了，就像是生子這件事。錢可以慢慢賺，房子可以慢慢買，車子可以慢慢換，獨獨生小孩這件事不能等。」

雖然已有中醫執照，但為了擁有更紮實的中醫經驗，在爸爸與先生的鼓勵下，我到北京中醫藥大學攻讀博士，就這樣家庭、事業、學業三頭燒。

雖然婆家與先生並沒有給我壓力，但好友說的話確實有道理，女人生小孩最精華的時間，正是在三十歲之前，那時候身體、心理最成熟，也正值巔峰時刻，所以，我決定要在三十歲前生小孩。

和好友做了約定，經過三個月，她都懷孕了，我卻一點消息都沒有，忍不住要在心中慘叫，「天啊！難道我有不孕症？」不孕症在中醫門診裡，是常常遇到的症狀，一想到病患們為了生小孩愁雲慘霧，辛苦哀怨的樣子，實在不敢再想下去。

我告訴自己，「不會的，我還年輕，怎麼可能會不孕呢？」心戰喊話之後，我大方的面對問題，到醫院進行檢查。我一共找了二家教學醫院做檢查，一家診斷結果疑似是子宮內膜異位，再加上輸卵管疑似阻塞，另一家則疑似是子宮內膜異位，輸卵管沒阻塞。

子宮內膜的特性，就是會隨著月經的週期剝落出血，所以，當子宮內膜長在子宮之外，呈現出來的病症除了不孕外，還有經痛、月經不順、異常出血等等。子宮內膜異位症造成不孕，主要是因為內膜長在子宮外，當月經出血，但血又排不出時，就可能造成輸卵管周邊沾黏，進而阻塞，無法排卵，影響到懷孕。

面對二家醫院檢查出不同的結果，惱人的後續治療問題，像是輸卵管到底要不要通一通？要不要進行不孕的治療等等，困擾著我，於是我與爸爸討論，最後決定改採中醫方式進行治療。

女性的腹腔內有腸子、子宮、卵巢等等，所以，只要稍微著涼，或是吃得太冰太寒，血流便常會不順甚至淤滯，容易引起一些經期症候群，而子宮內膜異位症常和血瘀氣滯脫不了關係！

理解了病源，就該從源頭下手。我對當時的生活作息進行檢討，主要是太過忙碌，飲食不正常，脾胃最先受損，一旦脾無法運化養分至五臟六腑時，連環效應形成，一個重要的關鍵功能，就會拖累其他的器官功能。

於是我開始調理身體，除了家裡的祕方外，還加上活血、化瘀、補氣的藥材，飲食部份，則寒涼性食物少吃或不生吃，像是瓜類的蔬菜、番茄、大白菜、白蘿蔔、生菜、絲瓜、西瓜、葡萄柚、哈蜜瓜等。

除了藥物和食療，我還調整生活作息，每天十二點前就寢，六點起床，伸展、體操、運動，如果需要準備課業上的資料，就等運動完後，吃完早餐再開始。如此調整讓脾、胃、肝都能得到最好的修復。

正常來說，基礎體溫在排卵期間，溫度應該要升高且維持十二天以上，但因為子宮內膜異位症的關係，在調理前我的高溫都不明顯、不持久。而在中藥調理三個月後，我就發現自己的基礎體溫出現如同婦產科醫師所給的基礎體溫表一樣的線型，那時候就知道，可以懷孕了。

原本婦科醫生要我趕緊開刀處理子宮內膜異位症，但我選擇以中醫調理，三個月後就有成效，而且生完小孩後，繼續細心調理坐月子，就根絕了這個問題。

俗話說，「生小孩是上天送給女人的禮物」，原因就是懷孕可以讓女人改變體質，很多婦女病，像是子宮內膜異位症、巧克力囊腫、經期不順、經痛等，懷孕時就是一種休息，很多毛病都不見。

俗話說，「月內沒做好，呷老就艱苦」，就知道坐月子的重要。產後婦女大都屬於「多虛多瘀」的體質，最重要的是給媽咪充分的休息，及攝取均衡營養，若未能做好產後調理，往後容易出現頭暈、腰痠背痛、風溼、怕冷及月經不順等後遺症，不宜掉以輕心。

做月子的食補以營養均衡為原則，麻油雞當中的麻油含有多量不飽和脂肪酸，經體內代謝成前列腺素，可幫助子宮收縮、排出瘀血。雞肉有豐富蛋白質，促進組織再生。除了麻油雞，也可吃鱸魚湯、鯽魚湯；其他如香菇雞湯、四神燉排骨，杜仲腰子湯等都可，重點是食物要煮熟食用，避免吃生冷的蔬果，烤、炸、辣的食物少吃為宜。

## 月子調理方——補血顧腰湯

**● 材料 ●**

當歸 3 錢、川芎 3 錢、白芍 3 錢、熟地 3 錢、續斷 3 錢、杜仲 5 錢、腰子適量、薑適量。

**● 作法 ●**

❶ 將所有中藥材用 5 碗水熬煮至剩兩碗的藥汁量。

❷ 腰子洗淨切片，放入鍋中與薑拌炒，加入藥汁即可食用。

**● 功效 ●**

中醫理論以形補形，吃腰子顧腰。白芍養血柔肝，緩中止痛，斂陰收汗；熟地養陰補腎；當歸、川芎活血止痛；續斷、杜仲補腎益虛損。

## 望、聞、問、切，從病源改善

# 融合中西醫，進入中醫堂奧

兩次的親身病症經歷，讓我見識到中醫奧妙之處，以及博大精深的學問，也令我更加著迷與確定未來的方向。曾有人問我，為什麼會棄西從中？我總是回答，「沒有呀，我沒有放棄西醫，更不是現在才接觸中醫。正確的說法是，我從小一直接觸中醫，經過西醫的洗禮後，將中西醫的思想結合運用，讓中醫發揮更大的醫療空間。」

西醫講究科學數據，看到病毒細菌，一定會追著打，趕盡殺絕，比較沒有考慮病源，以及病人先天、後天的體質條件等，有時候追著打的結果，反而是傷到原本好的地方。

舉例來說，有個病人年紀才二十五歲，臉色泛黃，皮膚乾澀，因為月經失調、經痛跑來看診，她抱怨，以前都不會痛，現在卻痛得要命，嚴重到即使吃四顆止痛藥都舒緩不了，四顆止痛藥已是極限，再多吃可能會對身體造成傷害。

這個病人先到西醫的婦科去做檢查，子宮卵巢等都沒有問題，也沒有長任何腫瘤，但她就是經痛難受，後來才找上我。

我依照脈象來診斷這個病人，弦細遲緩無力，這才知道，這個病人為了要追隨全球環保意識，不吃肉改吃素食，牛奶雞蛋全都不吃，以青菜水果為主。

原本的身體吸收各種營養，包括肉類和海鮮，但突然之間改變，首當其衝就是脾胃，脾胃吸收不到充分均衡的養分，產生脾虛，脾沒力氣做事，五臟六腑當然得不到養分，自然一一出狀況，而這個女生還年輕，所以，呈現出來的病症是經痛，如果再不改善，就有可能造成更多的婦女病。

吃素不是不好，而是要懂得怎麼吃素，正確的素食，有一套必備的營養系統，而非這個病患誤解的青菜水果。素食者在飲食方面，要注意營養的補充均衡，**素食者造成脾虛的原因，大多是營養不良，尤其在吃的部分，不能只吃豆製品**，正確的素食者，必須均衡的攝取各種營養素，吃得很健康。尤其很多新鮮食材都具有顧脾胃的良好功效，如：

冬瓜：《本草綱目》記載，冬瓜可清熱、鎮咳、和五臟、滌腸胃、利尿息腫、除煩憒惡氣等。有美白護膚、抗衰老、瘦身消脂等功效。

薏仁：《本草綱目》記載，健脾益胃，補肺清熱，祛風勝溼。炊飯食，治冷氣。煎飲，利小便熱淋。多食可促進新陳代謝，保持人體皮膚光澤細膩，消除粉刺、雀斑、老年斑、皮膚粗糙等。

所以，給這個病患的處方，除了改善她的飲食方式，還加上養脾補血氣等處方，到第二個月生理期時，經痛立即改善許多。

中西醫的差異在於，西醫講究科學，中醫比較具人性化，西醫憑藉數據分析，但中醫則從望、聞、問、切下手，了解病患的體質、生活作息習慣等，從病源下去改善，源頭改變了，病症自然減少，甚至消失。

在中醫的領域我學習到，其實，人可以與病和平相處，以我來說，我的乳房纖維囊腫一直存在著，從年輕伴我至今，但它沒有長大，也沒有任何不舒服，而我也每年都固定到醫院去追蹤檢查。

中醫在治療上，強調把身體養好了，每個器官系統就能發揮功能，任何病症自然就會消失或者平衡，這就是所謂的「根本」。根基打得穩，身體自然好！

至於人的「根本」，「腎為先天之本，脾胃為後天之本」、「百病皆由脾胃衰而生也」，這幾句話清楚告訴我們，先天關係到父母遺傳基因等等，我們無法改變，而後天好壞則由脾胃決定，後天養得好，身體皆平安，養好脾胃，人就健康。

## 素食補脾方——冬瓜薏仁粥

**● 材料 ●**

冬瓜 100 克、薏仁 40 克、白米 100 克、水 1000 毫升、薑片少許

**● 作法 ●**

❶ 將薏仁、白米洗淨，泡水一小時；冬瓜洗淨去皮，切小塊備用。

❷ 將做法❶的薏仁、白米加水以大火煮沸，換小火滾煮。

❸ 待做法❷熬煮成粥時，再加進冬瓜及薑片滾煮即可。

❹ 材料可依個人口味進行調整，食療配方須循序漸進，切勿躁進。

**● 功效 ●**

健脾去溼，補中益氣。

第三章

# 好「脾」氣，人生是彩色的

## 你的「脾」氣好不好？

# 日常生活症狀檢測脾虛指數

脾虛影響體質，能從日常生活症狀來檢測看看，你的脾氣好不好。

- ．脾主肌肉，一旦脾虛，肌肉勢必呈現無力鬆垮樣。
- ．脾虛，脾經自然弱，脾經開於口，經過的地方，就會出現無力的反應。
- ．脾與胃互為表裡，胃不好，脾也跟著難過。
- ．心為脾之母，脾不好時，心一定會反應壞的症狀。

綜合前述狀況就能從反映身體上的狀況，來判斷你究竟是好脾氣美女還是壞脾氣美女。下列三十五項脾氣不佳的症狀，大家可以勾選看看，符合項目愈多，很有可能你的脾就愈不好。接著我們將分析六種不同的脾虛狀況，每一種狀況都有各自不同的徵兆，看看你屬於哪一種體質的脾虛，能更清楚知道如何對症下藥。

- ☐ 上眼皮下垂，早上起床易腫
- ☐ 兩頰肉鬆垮下垂
- ☐ 粉刺、黃褐斑、溼疹
- ☐ 手指乾燥雞爪手
- ☐ 胸部下垂缺乏彈性
- ☐ 大腿粗壯，內側贅肉橫生
- ☐ 四肢無力
- ☐ 口臭、口常有異味
- ☐ 吃東西無味
- ☐ 精神差容易勞累
- ☐ 飯後就想睡覺
- ☐ 胃酸過多
- ☐ 便祕
- ☐ 吃得多卻很瘦
- ☐ 眼袋愈來愈鬆弛
- ☐ 臉色蠟黃、嘴唇無血色
- ☐ 頸紋及頸肉堆積
- ☐ 手臂肥胖掰掰袖
- ☐ 小腹肥肉堆積水桶腰
- ☐ 屁股下垂，微笑曲線消失
- ☐ 經常手腳冰冷
- ☐ 食慾差
- ☐ 睡覺時流口水
- ☐ 容易頭暈
- ☐ 月經血量過多或過少
- ☐ 失眠、淺眠、睡眠品質不佳
- ☐ 吃得少卻發胖
- ☐ 少食易脹

□怕冷
□走路氣喘吁吁
□月經血流不順、血塊多
□三高
□急躁易怒
□健忘
□胸悶氣短

三十五個初步檢測症狀，你有幾項呢？往下找找看，你屬於那一種壞脾氣？

對症改善擁有真正的好「脾」氣

# 脾虛的六大體質

「脾胃乃後天之本」、「氣血生化之源」，生命持續的成長與茁壯，依賴脾胃的成分相當大，所以，養好脾胃很重要，但每個人出生基因、生活方式不同、工作環境有所差異，造就出每個人不同體質，要正確養好脾胃，就要先認清自己的體質屬於哪一種？不同的體質遇上脾虛時，呈現的狀態也不一樣，大家可以依不同的症狀，來了解自己比較偏向哪一種體質的脾虛狀態，進而去對症改善。

不過，**有時候不是單一體質，可能是二種以上的體質混合，可依照症狀呈現較為偏重的體質，先進行改善，當症狀改善後，就可再針對另一種體質進行調整**，如此，就能擁有真正的好脾氣。

下列依中醫的病證來分脾虛的體質種類外，也提供每一種體質的症狀，符合的項目愈多，體質愈接近該型，可判斷自己屬於哪種體質。

## Type 1 脾陽虛型

☐怕冷　☐經常手腳冰冷　☐一吃冰冷食物就胃痛、拉肚子
☐臉色黯沈、青灰，無光澤　☐全身肌肉鬆垮無力　☐唇色慘白無血色
☐腰痛、腰痠或發涼　☐失眠　☐白天精神不濟　☐舌頭肥大有齒痕

# 脾陽虛型

陽虛是病證名。指陽氣不足導致腑臟功能衰退。所謂「陽氣」，指的是出生時來自父母的先天之氣，加上後天的呼吸，以及脾胃運化而來的水穀之氣的結合。是維持身體器官，五臟六腑的主要來源。

脾陽虛型的體質，就是體內的陽氣不足，影響到整個身體的機能運作出現問題，減弱或是衰退等，五臟六腑無法得到充分陽氣補充，自然無法發揮功能，生理症狀就會表現在外貌、飲食反應等。

《素問．調經論篇》提到「陽虛則外寒」。陽虛最明顯的症狀，就是怕冷。連在夏天時，也呈現手腳冰冷，或是怕冷症狀時，就是脾陽虛。

此外，陽氣白天行於表、經絡，晚上則行於內臟，一旦陽氣虛則白天精神不佳、感到疲憊，到了晚上明明很累卻又無法入眠，或是睡不安眠等。

脾陽虛的體質較為常見，因為**飲食習慣造成脾胃功能差，吃到太涼的食物，無法得到好的消化與運行，就會出現拉肚子的反應。**

## Type 2 脾陰虛型

□皮膚乾燥　□手腳心常發熱　□常覺得口乾舌燥　□大便乾結
□性急、易發脾氣　□怕熱，喜好冬天　□眼睛乾澀
□臉部經常容易燥熱泛紅　□唇色總呈現紅色　□失眠

### 脾陰虛型

陰虛屬病證名。指體內的津液、精血等，包括血液、口水、淚水、精液、內分泌等陰液不足，造成無法滋潤，不能制約陽熱的情況，多由長期勞累、疲倦引起，而影響身體的機能。

體內的五臟六腑得不到足夠的水分、養分滋養，就會呈現乾枯、熱氣上升煩躁的狀況，所以，脾陰虛型的人，**易有口乾、呃逆、胃酸多、胃痛、大便乾、舌紅少津等情形**。

奇怪的是，明明身體的體溫正常，但感覺胸口就有一把火，燒得煩躁不安，心煩不安，進而影響到工作、思考、課業、睡覺品質等。

由於津液不足，容易便祕、皮膚乾燥，就算再年輕也一樣，因為皮膚本身就水份不足，而且，喝水再多也覺得口渴，夏天時也容易更嚴重的煩躁，容易發脾氣，或胸悶而吃不下食，造成脾陰虛的人，身型大多屬偏瘦型。

## Type 3 脾氣虛型

☐四肢無力　☐懶得說話，且聲音小　☐精神不振　☐胸悶氣短
☐容易感冒　☐稍微運動就汗流不止　☐常感疲勞、精神不振
☐常感頭暈　☐食慾不佳　☐臉色慘白

# 脾氣虛型

脾氣虛型，指的是人體元氣不足，造成脾氣不足的病理變化。《雜病源流犀燭．虛損癆瘵源流》言，「氣虛者，脾肺二經虛也。或飲食，或勞倦，氣衰火旺，四肢困熱，無氣以動，懶於言語，動作喘乏，自汗心煩，心溫補中氣。」

脾氣虛的人，有身體虛弱、面色蒼白、呼吸短促、胸悶氣短、四肢乏力、頭暈、隨便一動則出汗、聲音小無力、食慾不佳、睡眠不足、精神萎靡等症狀，正是因為氣虛不足，臟腑功能無法發揮，影響到身體狀態。

氣虛造成的原因很多，先天不良、營養不足、年老、或操勞過度、大病初癒、壓力過大等。《黃帝內經》也提到，「久臥傷氣」，就是指**長期臥床，會耗損元氣，因為氣是流動的，當人的活動力少，固定一個姿勢不變時，氣就無法流動**，所以，病人躺愈久，人愈虛，人愈不想動，氣也會愈弱。正所謂，要活就要動，要動人才有元氣。

## Type 4 脾虛痰溼型

□身體肥胖　□臉上易泛油光　□易流汗且汗黏有異味　□吃少仍發胖
□腹部肥肉多腫大　□手、足心易潮溼、黏膩　□愛吃甜食
□易睏嗜睡　□胸悶有痰　□痛風、三高（高血壓、高血糖、高血脂）

# 脾虛痰溼型

脾虛痰溼體質引起的原因，在於氣血津液運化功能失調，讓人體的養分、津液，沒有運送至對的器官，去進行運用，反而停留在異常的地方，造成積留，像這種情況，就是痰溼。

中醫所謂的痰溼，並非指一般大家認知的痰，而是**停留在不對地方的津液，無法被吸收時，都稱為痰，一旦瘀積就形成痰溼體質，也就是「肥胖」**。

脾胃負責運行調理這些從食物養分得來的津液，所以，一旦脾虛時，就是造成痰溼最直接的原因。這種體質的人，身體肥胖、汗多且黏、容易疲勞嗜睡、愛吃甜食。

當脾胃出現問題，無法正常運行津液，導致津液停留在不對的地方時，長久之後就會造成肥胖，久而久之，影響臟腑的功能運行，接踵而來的病症就會一一出現，一定要及時調理，才不會留下更多的問題。

## Type 5 脾虛溼熱型

☐口臭　☐臉泛油光　☐小便時感到發熱　☐尿黃量少
☐常感身體溼黏　☐白帶多且發黃　☐便祕且大便乾燥
☐常感急躁且易怒　☐經常暴飲暴食　☐常吃油膩及甜食

# 脾虛溼熱型

溼熱，指的是一種病邪，容易造成脾胃、肝膽、大腸、膀胱、皮膚等病證。《素問．生氣通天論》：「溼熱不攘，大筋軟短，小筋弛長，軟短為拘，弛長為痿。」

所謂溼，即水溼，分為外溼和內溼。外溼是由於氣候潮溼或淋雨、環境潮溼，使外來水溼入侵人體而引起；內溼則常與消化功能有關。

所謂熱，一種熱象。熱與溼同時存在，或因夏秋季節天熱溼重，溼與熱合併入侵人體，或因溼久留不除而化熱。身體會感到發熱、頭痛、尿黃而短、身重而痛、苔黃膩。易引發黃疸、膀胱炎、痢疾等。

一年當中，夏末初秋時，最易形成此症，因為高溫酷熱後，接連陰雨綿綿，人體極易感受外來溼邪的侵襲，出現渾身無力、舌苔濁膩、脾胃不合、食慾下降、心煩焦躁、頭身困重、口渴噁心等，中醫稱此為「夏日傷寒」或溼熱病。

## Type 6 脾虛血瘀型

☐臉色暗沈，易長斑　☐皮膚乾燥無彈性　☐容易瘀青
☐眼睛常有紅絲　☐性情急躁　☐健忘　☐年輕身上卻出現老人斑
☐經痛　☐容易腰痠背痛　☐黑眼圈重

# 脾虛血瘀型

血瘀即血液運行不暢，凡離開經脈之血，卻不能及時消散，卻瘀滯於某一處，或血流不暢運行受阻，鬱積於經脈，或其他器官，都叫血瘀。

血瘀有氣虛造成，因為氣虛無力運血，造成血瘀，不過，也有同時並行，也就是氣虛停滯連帶影響血無法運送。而不同的停滯之處，就會呈現不同的症狀。像是停留在肝則肝氣橫逆，人就易怒；停於肺則痰多易喘易咳等。

至於引起的原因，除了飲食長期影響造成外，也可能因一時的情緒，造成氣瘀血瘀。由於氣虛運血無力，血行變得緩慢，久之會阻擾經絡的運行與阻塞，這時不通則痛，就會感到身體疼痛等。

# 腎好是天生，脾好靠努力

## 活得好，活得久，全靠脾

知名的泰國命理師白龍王生前最常告誡信徒的話，就是「人只要脾氣好，凡事就會好」，要決定一個人的前途好不好，未來順不順利，成不成功，都在於「脾氣」。其實，不只是白龍王，中醫也強調「脾氣」好，人的身體就會健康，小孩長得快又高，男人帥又壯，女人則是美麗、年輕、不會老。

現代人常聽到肝火旺、腎氣不足、心臟無力等等，很少聽到「脾氣虛」，但是，脾才是最重要的角色，因為它是後天之本，我們應該要了解它，進而知道如何保養，才能擁有美滿、美麗的人生。

西醫所指的脾，是能夠獨立切割出來的器官，像是心臟、肝臟、肺、腎等。脾臟大小約等於一個人握緊的拳頭，位在肋骨與腹腔之間，呈現半月型，主要功能有免疫、濾血、造血、儲血、清除衰老血細胞等，是人體重要的淋巴器官，因為含血量充足，能夠在緊急時刻提供其他器官血液，故有「人體血庫」之稱，單從西醫觀點來看，脾在身體中扮演的角色，已經相當重要。

但在中醫而言，腎是先天之本，脾主宰的是後天之本，套句〈愛拚才會贏〉的歌詞，「三分天註定，七分靠打拚」，腎是天註定，對人體好壞占三分，脾則可以靠後天的努力打拚，得到好的成績，而且還占七分，超過一半的影響力，真的很重要。

我們這輩子的健康情況、壽命長短、胖瘦、與脾有著直接關係，因為打從離開娘胎，臍帶剪斷的那一刻起，我們就得依靠脾的運化功能，來供給身體裡所需的養分，脾串聯著五臟六腑，脾好身體就沒問題，但脾不好，毛病肯定多，既然脾這麼重要，就一定要來好好認識它。

中醫所說的脾，與西醫差異極大，可不是那個拳頭大小的脾臟，而是關係著呼吸、血液、循環、消化、免疫、運動、神經等多個系統功能，因此，脾有著「後天之本」的稱號。

脾在身體運行上占有很重要的地位，但脾究竟有什麼作用呢？

首先，**脾主「運化」，也就是將我們吃進去的食物，將有用的部分轉化**

**成養分、水穀精微，再運行送至五臟六腑、肌肉、細胞等，成為人們所需要的血氣。**

中醫認為脾胃以膜相連，位於腹中，一臟一腑，互為表裡；脾主運化，胃主收納，食物養分收納在胃後，進行分解成為器官賴以維生的氣、血、津液等後，由脾分配運送出去。

脾胃正常運化，則氣血充足，臉色看起來就會好，紅潤有彈性，容光煥發，心情愉快，更能面對四季的氣候溫度變化，不怕細菌病毒的入侵，手腳健朗，頭腦清晰。

## 脾的重要性自古有之

古代名醫李東垣在撰寫醫書《脾胃論》時提到，「脾胃不足，為百病之始，有餘不足，世醫不能辨之者，蓋已久矣。」這句話點出脾胃一虛，身體毛病就會跟著出來。為了強調脾的重要性，李東垣還特地著作《脾胃論》來提醒世人，足見脾的重要性。

明中醫周子幹在《慎齋遺書·辨證施治》提到，「諸病不愈，必尋到脾胃之中，方無一失。」也就是說，在治療各種病症卻未見起色時，只要往脾胃去調理，就會見效。這顯示有些病症，雖然出現在其他器官，但真正的源頭卻是因為脾弱造成。

一旦脾虛、脾弱、脾氣不好，氣、血、津液送不到需要的地方時，人就會出現元氣不足、血氣虛的狀態，長期下來，就會出現四肢無力、心情煩躁、精神不佳、失眠、面黃肌瘦、髮質粗糙、髮色蒼灰等等症狀。

**脾胃又主升降**，讓體內清氣上升，所謂的「清氣」，就是元氣，正確傳達至心、肺、肝、腎等，得以正常運行，而濁氣則往下降，才能藉著消化器官大腸、膀胱等排出，身體健康最重要的前提，正是**把好的留在體內，不好的廢物即時排出**。

換言之，脾胃虛時，升降功能不足時，心、肺血氣不足，或是濁氣、邪氣入侵時，輕則咳嗽感冒，重則心臟、呼吸系統等相關病症就會出現；若濁氣雖下降，卻無法排出，便祕、腹漲、婦女病等就會一一浮現。

脾胃的運化及升降二大功能，正是攸關身體成長、健康維持的最重要因素，所以，中醫又把脾胃稱之為「水谷之海，氣血之源」。

人要活得久，也要活得好，想要活得好，活得久，就是把脾氣顧好，有了好脾氣，五臟六腑都能順利運作，人就老化的慢，身體也就健朗。

## 脾好氣順人就美

# 成為美女的必備條件

常有人問我，中醫眼中的「美女」具備什麼條件？我都會說，「脾氣好」！現在的審美觀與過去差很多，現在有些所謂的「美女」，瘦到皮包骨，身上無法忍受一點肉，全身皮膚很白，那張臉更是慘白，連血管都能見到。

為了維持「白雪公主」的美，她們怕曬太陽，怕走到戶外去，整天躲在冷氣房內，出門有專車接送，走幾步路就氣喘吁吁，說起話來有氣無力，晚上躲在家敷面膜，狂擦保養品，再不然就是到醫美診所去打雷射微整等等。

此外，為了怕胖，常常節食，澱粉不碰，不敢吃肉，也不吃油，一天只吃一餐，蔬菜水果為主，有時為了晚上的聚會，一整天不吃，晚上再去吃到飽的餐廳，或是麻辣鍋等等，吃進錯誤的食物、暴飲暴食。

當這些白雪公主上門來求診時，無非就是生理期失調，月經不來了，或是經期混亂，甚至是胸部縮水等等。我常念她們，想要當美女，也要當個健康的美女。

因為這種吃錯東西、生活不正常的美，根本維持不久，弄到最後，脾氣虛，連帶五臟六腑全傷了，美女當不成，卻變成人見人嫌的「霉女」。

吃錯東西第一個受傷的就是脾，脾負責運行五臟六腑養分，它受傷了，自然辦不了事，運行不了，擦再多的保養品，也只是表面，所以，有些人就抱怨，再貴再好的保養品都無效。

我常聽女生抱怨，「我喝水吸空氣就會胖」，或是「肉都長錯地方，該大的不大，該小的不小」，按理說，年輕的女孩，新陳代謝應該是最好的，吃什麼都不怕胖。

但有些人，長得胖，卻全胖在下半身跟四肢手腳，胸部偏偏不長肉，拚命吃一堆豐胸的食材藥補等，肉就是長錯地方，這些都是脾虛的症狀。

現代女性的生活方式，真的很傷脾，尤其是上班族的人，從早上進公司後，就坐在位置上，幾乎很少起來走動，中午吃完飯再繼續坐到下班，回到家又一屁股窩在沙發上，是個缺乏運動的「宅女」，所以，現在多數上班族都是脾虛或脾氣差一族。

其實，想當個美女，一點都不難，只要把脾氣養好，自然就會美。要知道中醫所說脾，涉及消化、呼吸、免疫、循環、運動、發育等等多個系統的功能，再進一步了解，脾胃經從頭部經過臉、胸部、肚子、大腿內側等，舉凡身體經過的部位，體內體外的器官都會受到影響。

而脾又主肌肉，脾經的氣血足夠，運行的順暢，脾經經過的部位，就會緊實潤澤，廢物或是多餘的濁氣自然會被排出，就能維持最美的身材與體態。

脾氣好的美女，臉色淡紅亮澤，不會有皺紋，臉頰有可愛的蘋果肌，嘴唇顏色紅潤不乾燥，手腳膚色均勻，胸部尖挺有型，小腹平坦，大腿緊緻有力，小腿勻稱等等。

脾虛生痰，中醫所說的痰，包括體內排不出去、多餘的，包括汗、尿、脂肪等等。所以，脾虛時擦再貴的保養品，吃再多的補品，也都是虛不受補，吃不下又排不出來，這時候臉上就會長痘痘、粉刺、肉芽等，肚子也會有肥肉出現。

只要把脾顧好，脾氣好，就是個大美女。身材緊實有型，胸大堅挺，腰瘦屁股翹，而且心情愉快，天天笑顏常開，大家看到妳，自然都喜歡，當然就成了大家心目中的美女了。

## 脾不好，老得快，瘦不了

脾如果無法工作，即使大魚大肉，或吃再多的補品，養分都送不出去，這時候身體就把它屯積成脂肪，人就開始發胖，胖手臂、大腹、粗腿；發胖是養分過多屯積造成，但可別忘了，有些地方需要養分卻達不到時，就無法維持美好狀態，像是皮膚就開始皺，胸部往下垂等。

吃錯東西以及錯誤的生活習慣，都是長期累積造成的影響，如果脾好，對於一時半刻的傷害，會有抵抗力，仍可維持運作，只怕脾不好，又遇上錯誤的生活習慣時，就會雪上加霜，女人就老得快。

## 28歲懂養脾，凍齡緩齡都由妳

# 從黃帝內經學美麗祕訣

「女子七歲，腎氣盛，齒更髮長；二七而天癸至，任脈通，太沖脈盛，月事以時下，故有子；三七，腎氣平均，故真牙生而長極；四七，筋骨堅，髮長極，身體盛壯；五七，陽明脈衰，面始焦，髮始墮；六七，三陽脈衰於上，面皆焦，髮始白。」

——《黃帝內經》

這是針對女性的生命週期來說明，《黃帝內經》清楚指出，**女人的基礎週期以七及七的倍數為主，像是經期為七天，生理期二十八天一次。**

特別是女人到了「四七，筋骨堅，髮長極，身體盛壯；五七，陽明脈衰，面始焦，髮始墮」。意思是說，女人在二十八歲時，筋骨最為堅硬，頭髮又黑又長，身體狀態最為旺盛及強壯，等於是生命的巔峰，無論生理或心理，呈現的是最成熟的境界，也就是最漂亮的時刻，就算身體上有什麼毛病問題，只要稍加調理，就會很快的修復，而這個巔峰期可以維持七年之久。

《黃帝內經》是古老祖宗的智慧，但他們那時候的生活方式，日出而做日落而息，較為單純，沒有太多的心思煩惱，因此，到了三十五歲時才開始衰老；但現代人的生活習慣不佳，熬夜、暴飲暴食、久坐不運動等等，衰弱時間早就提前開始。

雖然提前，但老祖宗智慧有其道理，那是依照天地宇宙間的運行變化，所以，**女人生理上極盛的時期正是二十八歲，那是在曲線頂上，要預防早衰，或是延緩衰弱的時間，就該在二十八歲前開始保養**，千萬不能等衰退才開始保養，做好養脾的工作，延長七年為限的週期，脾經不衰，自然就不會老。

一旦到了五七的三十五歲時，則陽明脈衰，陽明脈指的正是脾經，女人到這年紀，身體狀況就會開始走下坡，脾經開始衰弱，運行上較慢較差，維持女人美貌、身材、體格所需的養分不足時，最先呈現出來自然就是衰老現象。一旦脾經衰，其他就會受影響，像是臉色就會黃、頭髮也會開始掉，可說是牽一髮而動全身。

六七指的是四十二歲開始，因為三陽脈皆衰，脾、胃、膽經都開始衰弱，臉色更難看之外，髮也開始白。

想要避免早衰或是想要凍齡的女人，一定要顧養脾胃，例如脾經受損氣虛時，女人臉上開始出現皺紋，臉頰鬆垮，如果施打肉毒桿菌，只是硬把皺紋撐開，臉皮往上拉提；但其實脾經受損，只會愈來愈嚴重，換句話說，一旦藥效過去後，皺紋與鬆垮的程度，絕對會比原本更加嚴重。

選擇以醫美來改變外在，只是治標，想要真正的維持美麗的臉孔及好身材，治本的好方法，就是在二十八歲時，開始養脾，選擇在最巔峰的時候保養，能將極盛的時間延長，不只七年，甚至十年以上都沒問題。

其實，女人本來就該早點保養，因為女人與男人的週期時間不同，女人以七為一週期，男人則以八為基礎週期，《黃帝內經》提到「丈夫八歲，腎氣實，髮長齒更；二八，腎氣盛，天癸至，精氣溢瀉，陰陽和，故能快子；三八，腎氣平均，筋骨勁強，故真牙生而髮極；四八，筋骨隆盛，肌肉滿壯；五八，腎氣衰，髮墮齒枯；六八，陽氣衰竭於上，面焦，髮鬢斑白。」

男人的生理週期，本來就比女人長，以八為基礎週期，每一階段就差了一年，女人比男人老得快老得早，所以老人家說，女人要嫁年紀比較大的男人，是有道理的。

## 女人養脾關鍵期在 28 歲

女人比男人老得快，就要更懂得保養，有些中醫師主張 35 歲開始保養，開始養脾，但我覺得，在開始走下坡時才注重保養，那所花費的功夫，恐怕得加倍。

我認為在 28 歲以前，開始注重養脾，像是維持運動好習慣，飲食正常，經常吃一些補脾益氣的食材，脾經所需要的氣血，一直源源不絕，它就能正常辛勤的工作，努力把各個器官系統，所需要的津液、精微等送出去時，五臟六腑都得到最好的養分，就不會有毛病出現，也不會有衰老症狀。

第四章

# 女人想要有好脾氣，天天跟我這樣做

## 四週生活調理，告別脾虛女

# 逆齡活顏養脾術

中醫提到，有諸內必形於外。指的正是身體內部出了問題，就會在我們的外表、容貌、形體等外在表現出來，因此，想要有迷人外表，維持不老的青春容顏，就必須有健康強壯的五臟六腑來支撐，而健康的五臟六腑，則須要靠脾的運化與升清降濁來達成。有句話說：「沒有醜女人，只有懶女人。」我要多加一句，「沒有老女人，只有脾虛女。」

天下沒有不勞而獲的事，如果想要青春長久，抗衰老，讓美麗時時跟隨著自已，當然得下功夫，總不可能你拚命的傷害脾，卻又希望脾給你正面的回饋。養好脾其實一點都不難，只要花費少少時間，**改變生活習慣，調整飲食的內容，再透過簡單的運動與按摩，短短的四週，你就能感受到養好脾氣後，帶來的美麗自信。**

養脾防老很重要，愈早開始愈能將青春留住。中醫運用補氣、養血、調理、穴道按摩及運動等內外雙修的方式，使你的身心內外都平衡，青春長駐，更能透過下列的天然養脾法，讓每個女人都能具備由內而外的整體美，成為令人驚艷的凍齡美女。

中醫調養向來是循序漸進，絕不能心急求快，更別想一步登天，所以，在確認本身的體質，以及脾虛的症狀後，就該對症下藥調理，但最重要的，是要有耐心與持續力。

每位患者的年齡、病症不同，在調理上反應也不同，有人很快就有轉好的反應，但有人三個月還是不見效果，這就需要耐心來進行調整。一個人脾不好，不是一天二天造成，可能是長期的生活習慣、飲食方式等造成，自然無法短時間達到效果，耐心的持續下去，一定能夠改善。

養脾術以人的生理循環二十八天為一個週期，也就是四週的生活調理。如同女人的生理期一樣，二十八天為一個循環，新陳代謝才能完整。下列各種養脾方式，可以維持循環進行，隨著體力與狀態漸入佳境，再適度加強。千萬不要躁進，反而傷身體。

## 想太多、愛吃辣、懶得動都傷脾

# 步驟Ｉ　戒除壞習慣

既然我們已經知道脾對抗衰老有著那麼大的作用力，就應該進一步了解，在日常生活中，有什麼樣的壞習慣會傷脾，導致我們的壞脾氣。

**過思傷脾**

中醫所謂「內傷七情」，指的就是喜、怒、憂、思、悲、恐、驚七種情緒的反應與五臟有關，《黃帝內經》指出，「脾的情志為思，過思則傷脾。」

明代名醫《景岳全書》提到，「然思生於心，脾必應之，故思之不已，則勞傷在脾。經曰：思傷脾。又曰：思則心有所存，神有所歸，正氣留而不行，故氣結矣，凡此為病，脾氣結則為噎膈，為嘔吐，而飲食不能運。食不運則血氣日消，肌肉日削，精神日減，四肢不為用，而生脹滿泄瀉等證，此傷心脾之陽也。」

## 用腦過度脾不好

中醫所指的思，不只是相思情緒，還包括專心的針對一件事去思考。許多人一天才睡幾個小時，他們不是失眠，卻因為工作而無法入眠。過度用腦的人，整天都在思考，但思考多了不是傷腦子，而是傷脾，脾虛了，什麼工作都幹不了，自然就不覺得肚子餓，久了五臟元氣大傷，就成了「過勞」。

醫書中清楚指出，憂思是生於心，但因為在五行排行中，脾屬土，心屬火，火生土，因此，心是脾之母，心生脾，心有所掛念、思考，是人正常的腦袋行為，但過思，就是**長期針對一件事物在想念、掛念著，想到最後茶不思飯不想，會氣結氣滯，造成脾的氣血不通**。

氣血無法運行，導致氣結氣滯，進而影響到脾也氣結，這時吃不下飯，或是吃了也會噎住，甚至吐出，當食物無法入口，養分無法運行，血氣無法補充，當然會肌肉消瘦，精神差，四肢無力，火氣大等。

要知道心脾為母子，思生於心，母子相連，母親不好過，兒子也難為，所以，脾必受其害；心屬火，脾屬土，火生土，但火困在相思、或是特定事情上，煩悶不堪，一口氣無法伸展時，就會虛弱，火弱無法生土。

脾受思情所害，升降功能失常，脾氣鬱結，運化無力，吃東西沒味道，消化不良、腹脹等。脾是後天的根本，脾傷則氣血生化乏源，還會出現心神失養等諸多疾病，像失眠、神經衰弱等都是過失傷脾造成。

當你沉溺在思念或是腦子動不停時，傷得最重的是脾，這時會覺得吃不下，飯菜不香了，因為脾經開於口，受傷時自然會食不知味，所以，一旦發覺食不知味時，千萬要知道脾已受傷，勿再過思造成過勞。

### 久坐傷脾

《黃帝內經》的宣明五氣篇中提到，「久視傷血，久臥傷氣，久坐傷肉，久立傷骨，久行傷筋，是謂五勞所傷。」其中的「久坐傷肉」，其實指的正是傷脾。

**脾主肌肉，肌肉需要活動鍛練才會有力，現代人缺乏運動**，平時生活習慣又少活動，出門坐車，上下樓搭電梯，尤其是吃飽飯後，都是窩在沙發上看電視、打電腦，**血液循環慢，脾經缺乏運動鍛練，久了自然就虛弱。**一旦脾虛弱，運化的功能無法發揮，養分分散不到五臟六腑，無法被吸收消化時，反而成為廢物，堆積在身體裡頭成為脂肪，這就是所謂的「虛胖」。大部份的上班族，因為大多時候都是坐著，脂肪全堆積在肚子、大腿、屁股。

肥胖是因為脾氣虛無法發揮功能造成，脾一旦受傷，其他的器官也自然受影響，長期的惡性循環下，像是糖尿病、高血壓等慢性病也會跟著出現。

## 嗜酸嗜辣傷脾

脾胃互為表裡，互相合作，酸、甜、辣的味道太過單一與過食時，都對脾胃不好。像酸、辣刺激性強，進到胃裡時，會把胃壁弄薄，刺激胃酸增生。當**胃忙著對抗酸辣時，根本無法將養分好好儲存並且交給脾去運化**。所以，當胃不好時，脾一定也不好。

脾屬土，甜味可以入脾，對脾有益，當脾胃較差時可以吃點甜的來補脾，但甜味忌過量，一旦過量，胃會增生胃酸，脾無法吸收時，就會堆積成脂肪。中醫講究平衡與順應自然，太辣太酸太甜都不算是正常的飲食，都該節制與避免，飲食上愈清淡，對脾胃才不會造成負擔，它們才有力氣將血氣運送給五臟六腑。

## 嗜吃生冷的食物傷脾

胃喜暖而惡寒，生冷寒涼的食物對脾胃傷害很大，尤其在夏天時，常常會喝冷飲、吃涼性的水果青菜，像是冰品、西瓜等，這類食物會造成胃的黏膜層變薄，進而傷害胃，胃受傷了，脾也不好過，沒有養分可以運化，久了功能就差。

人的體溫正常在三十六度半左右，當喝冰水或吃冰時，身體會因為要調整溫度，而耗費一些元氣，也就是說，冰進到胃裡後，溫度會下降，**為了維持身體正常溫度，得集中元氣來調整，這時候脾胃的元氣全消耗在這裡，無法再去管其他的運化或肌肉等功能。**

愛吃冰冷食物除了很傷脾胃，也會讓氣血滯留在小腹，女孩子的生理病，最怕就是吃冰，所以，生理期要是一碰到冰時，就容易經痛或是不順，那就是脾虛氣滯在腹腔，久了會造成婦女病，建議女生能不碰冰品就不碰，畢竟違反生理需要。

有些食物水果，從冰箱拿出來，千萬不要立即吃下肚，因為那也算是冰涼食物，像是冰啤酒、冰水果、冰飯菜等等，總之，脾怕生、怕冷，尤其在脾虛時，能不吃就不吃，就算吃也要少吃為佳。

### 暴飲暴食皆傷脾

中醫言，「飲食自倍，腸胃乃傷」，又言「脾胃不和，百病由生」，這就是說，吃東西總是吃得太多，脾胃為了要運化這些食物養分，累得無法休息，操勞過度就變虛了，養分無法送出去，就會變成廢物、脂肪。

不過，有些女孩為了要減肥，三餐都不敢吃，或是忙於工作，三餐忘了吃，醫書《洞微經》就指出，「太饑傷脾，太飽傷胃。」**脾主管運化食物裡的精微物質，一旦餓過頭，脾空耗著，就像機器空轉時，會造成機器損壞甚至燒掉。**

由於脾是運化營養的器官，暴飲暴食，過飽過飢都對脾有著相當大的傷害。另外，有些人早上趕上班，來不及吃早餐，進到公司後就餓著肚子工作到中午，這種不吃早餐的做法，更傷脾胃。

如果又碰上早餐不吃，午餐吃一堆的人時，脾，會是餓得要命，一會又飽到想吐，試著體會這種感覺，大家就能感受到脾的辛苦，所以，無論中西醫，大家一致都認定，早餐最重要，一定要吃，脾才會健康有元氣，千萬不要二餐併一餐吃，省了荷包，卻傷了脾胃，不划算的。

## 吃早餐、細嚼慢嚥、勤走動讓脾變好

# 步驟2 養成好習慣

脾是後天之本，一旦失調就會影響身體健康，脾又主肌肉，需要加以鍛練才會結實，不能單單依靠藥物，或是吃東西來調養，生活上一些好習慣，可讓脾感到舒適，這樣就能養出好脾氣。

### 建立吃營養早餐的習慣

坊間流傳，早上吃得好，中午要吃飽，晚上要吃少。這是很正確的養生飲食觀念。人在一天之中，最重要是早餐，一定要吃，無論中西醫都一再強調。身體經過一夜的睡眠休息後，早上起來五臟六腑要動起來，得靠脾運化水穀精微化生氣血，這時吃下健康又營養的早餐，脾才有氣血可以運送。

尤其是**早上九點到十一點之間，是脾經血氣最旺盛的時候，最需要大量的養分來運化，所以，記得早餐一定要吃**，而且要在九點之前吃

## 吳明珠的養生早餐

我的早餐，以燉湯為主，像清雞湯、紅棗木耳湯、或是瘦肉粥品等，而一定必備的是蛋，有時是白煮蛋、有時是煎蛋，之後再配一杯溫牛奶或是溫咖啡，就算是優酪乳，也會先放到不冰了，才喝下肚。

完，脾就能發揮最大的功能，為身體每一個器官加油。

所謂早餐要吃好，可不是山珍海味、大魚大肉的滿漢全席，而是指營養均衡。最好包含五大營養元素，穀類、蛋白質、青菜、水果、肉類等，特別注意，一定要熱食，千萬不要一早起床，就灌下一大杯冰牛奶，或是豆漿、咖啡，那可把脾的旺氣統統澆息了。

早餐吃再多，都不會胖，不過，因為脾也怕脹，就算再能吃，也千萬不要吃到撐，以免脾動不了。

吃早餐的習慣，能夠養出好脾氣，好處很多，例如較能集中精神，提高效率，無論是學習讀書或是工作，都能事半功倍；另外，吃早餐不會胖，反而還能保持體重，因為這時候脾的功能最強，養分大部份都能吸收，剩下的脂肪與膽固醇也都能排出體外。

**定時定量的飲食習慣**

脾怕吃太飽，也怕太餓，想要擁有好脾氣，當然要善待它，該吃東西時就要吃，不要亂減肥節食，三餐定時定量，脾才能感覺舒服，專心工作。

現代流行吃到飽的餐廳，為了吃夠本，大家就狂吃，吃到肚皮都凸出來了，還不肯罷手，滿足了口慾，卻把脾給害慘了，見到那麼多養分突然湧進來，只得拚命工作，最後累垮了，脾就變虛了，養分無法運送，就成了脂肪。

長時間的飲食不規律，會打亂胃腸消化的生理時鐘，經常餓肚子或忘了吃，會讓胃酸侵蝕胃黏膜，造成胃炎、潰瘍等問題，脾胃互為表裡，胃受傷了，脾也不好過。

五臟六腑運行講究規律，時辰到了，該工作就工作，絕不會偷懶，除非生病了，所以，要養好脾氣，就要有規律，定時定量的三餐飲食。早餐在上午七到九點前，午餐是中午十二點到一點間，晚餐則是下午五點到七點完成。

吃飯的時間，最好是能配合經絡的運行，像是**早上七到九點這段時間，就是胃經運行，吃下的東西，胃經都能好好的消化，將養分給釋放出來**，到了九到十一點時，則是脾經當道，這時候胃消化出來的精華，就可交由脾去運化到各個器官，早餐在七到九點之間完成，吃進去的早餐，可都不會浪費的供給五臟六腑使用，不必擔心會變成脂肪，所以，早餐才可以多吃，不用怕會胖。

至於午餐，可以吃八分飽，別以為脾經有充分休息，就能傷脾。千萬要記住，脾怕脹怕撐，任何時候都不宜過食。

上午的十一點到一點之間，是心經最旺盛的時候，心主火，火旺則胃就會熱，胃液分泌最多，易消化食物，可以吃得多一點、飽一些。尤其到了午後，陽開始衰，陰開始強盛，這時候容易感到疲累，稍微休息一下，就能補充更好的能量與體力。

午餐要注意均衡的營養，特別是蛋白質，可以搭配一些肉類，這類食物可以幫助腦袋的運作。下午一到三點，乃小腸經當令，這時吃進的東西養分，可以餵養小腸，讓它能夠得到更好的精華，增加活力。

以我的午餐來說，除了糙米飯、蔬菜必備外，肉類則是輪流更換雞肉、魚肉、豬肉等，烹調方式大多以清蒸為主，儘量少油炸。

至於晚餐部分，下午五到七點，經絡運行到腎經，這時候身體的陽

### 飯前喝湯好養生

飯前先喝湯，是一種很好的養身方式，就像是幫消化道增加水份，讓它更有消化食物的力道，才不會因吃到太乾硬的食物，造成消化不良的問題。而飯前喝湯，也能先溫胃，讓胃不會感到飢餓感，在吃飯過程，才不會吃的太脹傷脾。

氣弱，陰氣盛，陽動陰靜，吃太多了，胃根本消化不了，只能堆積，脾更無法運化，只能將多餘消化不了的養分變成脂肪，所以，晚上吃愈多，愈容易胖。

此外，晚餐千萬不要超過晚上七點，因為愈晚吃，原本該休息的胃脾經絡等，得不到休息，變成超時工作，當然受損，吃再補都是傷。

晚餐吃得愈清淡愈好消化，脾胃就能得到充分休息，有些人認為七點過後就不吃，睡前會餓到睡不著，其實，那是長期打亂的生活作息造成，這個時候可以喝點牛奶，讓腸胃得到滋潤，還能休息，長期的養護下來，到了晚上是不會感到肚子餓的。

我的晚餐一定會在開診前完成，吃的食物也以清淡為主，像是魚肉、青菜、豆類等。既能補充養分，又不會讓脾胃太累，讓整個人晚上感到清爽，不會勞累。

等到休診回到家後，會喝點牛奶、吃點黑木耳，或是溫熱的冬瓜湯，這些都是極容易消化的食物，不會影響到晚上睡眠。

像這種養生法，其實就是順應自然、配合四季時辰的運行，人是活在這個世界，生理時鐘深受影響，因此，最佳的養生法，當然是順應四時變化，可達到事半功倍的好效果。

## 細嚼慢嚥的吃東西習慣

現代人造成脾虛的原因之一，就是吃飯吃得太快。常常因為工作加班，一個便當二、三分鐘就吃完，這樣的進食習慣，對脾的傷害很大。食物需要在口腔仔細咀嚼後，進到脾胃好吸收與運化。每一口食物，應該要咬三十次最容易被人體吸收，因為**在咀嚼過程中，能夠促進唾液的分泌，唾液中有幫助消化的成分**，咬愈久，唾液分泌愈足夠，能夠幫助脾胃展開運化工作，更快吸收營養。

細嚼慢嚥的習慣，有許多好處。除了養脾，還能夠減肥，因為食物經過嘴巴仔細咀嚼，才進到胃裡去，每一口食物都有間隔大約三十秒到一分鐘的時間，胃能及時反應飽足了，我們就不會再吃。

如果是狼吞虎嚥的吃法，經常都是吃完東西後，才發現過飽，肚子太撐不舒服，這時胃被撐大了，脾也被操壞了，當然會發胖。所以，及早養成細嚼慢嚥的好習慣，就能把脾養好，還能維持好身材。

## 飯後走路散步的生活習慣

吃完飯後，脾胃需要大量的血液與能量，去進行消化與吸收的工作，因此，這時候千萬不能進行激烈運動，但如果經常在吃完飯後坐著不動，久了脾無力，運化工作做得不好，脂肪就會開始屯積。

為了讓脾更有活力去運化食物，可養成**飯後散步的習慣，能夠給予脾經力量，卻不會奪走血液，造成消化不良**。飯後不要坐著，站著走一走，散散步，不但能養出好脾氣，也不會發胖，是很好的養生習慣。

飯後散步的習慣，以晚餐最重要，因為晚上陰盛陽衰，散步可以增加脾經力量，不過，記住要在飯後大約十五分鐘，才能去散步，而且是慢走，千萬不要快走或慢跑，因為，飯後血液要集中在胃部，幫助消化食物，一旦讓血液轉向四肢，反而會造成消化不良。

飯後緩慢的散步約三十分鐘，就能讓脾胃得到力量運行，卻又不會太過操勞，既能將晚餐消化，又不會超時工作，養生又不傷脾。這個習慣最好能夠天天養成，畢竟脾怕久坐，要是下了班，吃飽飯後就窩在沙發上，脾動不了，當然就會把養分變成脂肪，不胖也難。

## 保持愉快樂觀的心情習慣

所謂思傷脾，指得就是心底太過掛記一件事情，當一個人全心投入到思考狀態，全身的精血就得用來應付及支持忠考這個活動，其他的器官功能得不到足夠氣血去運作，毛病就會出來。

而思慮雖然是腦袋在想，但真正掛記的其實在心，所以，我們稱「心事」，腦袋通常是想事情、考慮過程等，只要想完了，就會停止，但心卻會掛記事件，所以，有時在想事情時，會感到心痛或心悸，有時還會胸悶，這都是事情掛在心上的反應。

但心與脾互為母子關係，心情受到干擾，脾首當其衝受傷害。有些女人常常生悶氣，再不然心事重重，這樣的情緒一久，傷脾也傷全身。

另外，肝屬木，脾屬土，木剋土，所以，肝氣盛時，脾就會受到欺負壓制，一旦心情感到不愉快，或心事重重、心情鬱悶等，肝氣就會鬱結，脾胃首當其衝被欺負。

肝氣鬱結不通，脾就會跟著虛，沒有力氣升清降濁，長期下來五臟六腑皆受損，造成身體虛弱，久了還可能引發癌細胞因子，影響相當大。

所以，生活、工作、情感該放下就放下，不要老是悶在心裡頭，有時發發脾氣，反而是散鬱肝氣結的好方法。無論如何，保持樂觀開朗的心情，才能養出真正的好脾氣。

## 養成運動習慣

有些女孩平時說話很小聲，走沒幾步路就氣喘吁吁，更別說什麼運動，像這一類的弱女子，其實都是脾虛造成心肺功能不佳，而造成的原因，通常是缺乏運動。

要知道脾主肌肉，肌肉得靠運動才能愈來愈有力，脾經有力時，自然能夠運化精微養分；脾與心在五行之中屬相生，脾無力，心當然也無力，所以，應該養成運動習慣，脾才能維持活力，有運動習慣的人，

## 吳明珠的上班小運動

我在診所看診時，只要中間有空檔，就會站起來，彎彎腰，二手往後伸，拉拉筋，或是靠著牆壁站直站挺，讓背部得到足夠的伸展。別看這些小動作，其實，也都會流汗，也會讓心跳加快，對身體有益。

通常都老得慢，身材也會維持得更好。

運動習慣無論是養脾胃，或是全身的經絡，都有極大的幫助，尤其現代人在冷氣房內上班，很少流汗，體內毒素排不出，累積久了，不生病也難。運動的習慣，一定要養成，至少每週要三次以上，每次要三十分鐘。最好還能伴隨不同的類型，像是慢跑、快走、游泳、瑜珈等等。

人活著就是要動，愈活愈要動，年紀愈大，血液循環變差，運動就能改善，也能減緩老化的速度，所以，養成運動習慣，是養脾胃、防衰老的首要最佳方法。

### 按摩脾經的叩齒習慣

古代的養生家，包括孫思邈都十分倡導叩齒養生法，歷史上的名人，包括清朝在位最久的乾隆皇帝，壽命最長，其養生的祕訣之一，就是叩齒。詩人蘇東坡也說，「一過半夜，披上上衣面朝東南，盤腿而坐，叩齒三十六，當會神清氣爽。」

叩齒養生的原因在於，**脾經開於口，叩齒可藉由牙齒的互相敲擊振動，去按摩到脾經**。另外，唾液有助消化，在叩齒的過程中，會催生唾液，將其吞下肚子後，能夠幫功脾胃去進行運化與升清降濁的工作，減輕脾胃負擔，達到健脾功效。

而叩齒的過程，也能**刺激到牙齦與牙周附近的組織，促進牙周邊的血液循環，增強抵抗力與再生能力**，牙齒能夠更穩固堅硬，整齊潔白。另外，叩齒過程中，會**活動到面部肌肉，加強血液循環，達到美顏效果**。

叩齒的操作方式很簡單，隨時可做，無論是等車空檔，或是走路行進間等，都可以練習，不占任何空間與時間，每天持之以恆的做，便能達到健脾美顏的效果。

叩齒方法如下：嘴巴輕閉，上下門牙互相叩擊三十六次，再以左側互相叩擊，之後再換右側，如此的循環，以上下左右為一完整的循環。叩齒後，唾液增多，可用舌頭在口中攪動後吞下，就可達到叩齒養生的效果。

叩齒養生法，有空時可以多做，早上起床、睡前，甚至是中午休息時間等，都可以多做多練習，因為它不占空間，不需要輔助器材等，只要天天做，維持二十八天，最大的感受，將是臉部的肌肉變得緊實。因為天天在叩齒運動，當然會變美。

食養食補是好脾關鍵

# 步驟3　吃出好脾氣

在我門診裡頭，很多病患都會犯同樣毛病，就是吃錯東西，過鹹過辣，過酸過甜等，脾胃是身體的糧倉，掌管身體的能量吸收與分配，食物得靠脾的運化才能成為精微，問題是吃的東西全在傷脾，叫脾怎麼幫你做事呢？

另外，清曹庭棟所著的《老老恒言》提到：「凡食總以少為有益，脾易磨運，乃化精液，否則極補之物，多食反至受傷，故曰少食以安脾也。」這就是告訴大家，吃飯只吃七分飽，才是養脾之道。

由於脾主管消化運送，食物吃進肚子後的第一道工序，就是由脾在處理，因此，養脾的好方法，就是多吃對脾有幫助的食物，以及正確的飲食方法。二者同時進行，吃對東西是養出好脾氣重要關鍵，擁有好脾氣，也就能擁有好身材。

## 挑黃色食物吃

養脾的功夫，一輩子都該持續進行著，人才能不老又健康的活著，而養脾的食物就該持續的吃，不斷的補充能量。至於什麼樣的食物有益脾，可從中醫的五行五色五臟來推論。

脾在五行屬土，五色中屬黃色，坊間有所謂的「黃色食物養脾法」，就是依此五行來論定。而黃色食物像是香菇、紅蘿蔔、木瓜、山藥、地瓜、黃豆、香蕉、南瓜、小米、柳橙等等，多半味甘氣香，而且含有高營養價值，不需吃下太多，就能擁有足夠的營養，完全避開脾怕吃太多的問題。

而這些食物，只要在早上的七點到十一點，脾胃運行之時吃下肚，對於脾胃有極大的幫助，有些企業家養生的方式，就是早餐吃地瓜，或是小米粥，就能應付一整天下來的重要決策，足見在對的時間，吃下對的食物，對身體十分有幫助。

## 五穀雜糧最養脾

很多女生為了減肥怕胖，都拒絕澱粉，反而以吃下大量的蔬菜水果或是肉類來代替，其實，這種飲食方法傷身又達不到減重效果。

《黃帝內經》提到，「五穀為養、五果為助、五畜為益、五菜為充，氣味合而服之，以補精益氣。」清楚指出，五穀最為養身，它是氣血生化的泉源，如果想要活得好，一定要吃五穀。

雖然五穀所指的項目，古今不太一樣，但諸如稻穀、玉米、大麥、小麥、高粱、稷、黍、豆，都可歸屬此類；雜糧則是紅豆、綠豆、黃豆、薏仁等等。

這一類的食物，具有益胃健脾、扶助正氣的功效，是自古以來人類的主要糧食。人要健康要養命一定要吃五穀，**五穀最養脾，如果怕胖長期不吃，那脾就處在永遠能量不足的情況下**，所以，不吃澱粉的減肥方式，常把人減到脾氣壞、身體虛、四肢無力，甚至內分泌失調等，這都是脾長期得不到能量，而造成的連鎖反應。

減肥的過程中，吃下一些五穀雜糧類的不加工食物，對減肥更有幫助，可以選擇在早餐或是午餐時吃一碗米食，來為辛苦工作一整天的脾，加油打氣並護養它，脾就能愈來愈好，工作得更努力，及時幫你掃除體內多餘的脂肪熱量，不發胖還能維持好身材。

## 戒吃生冷及麻辣

中醫認為，吃辣椒可以開胃，但吃得過多或太辣，反而會傷及脾胃的黏膜，造成胃蠕動加快，產生胃酸、腹痛、腹瀉等，現代很流行的麻辣鍋，其實很傷脾胃，在辣味的刺激下，吃下更多的東西，讓脾吸收不了而變虛。

有時候，感覺胃口不好，其實是脾虛造成，這時如果再以辣椒調味以開胃，就造成更嚴重傷害，所以，愛吃辣，甚至辣到嚇人的地步，其實都是脾受傷而不知的飲食習慣。

大家都知道，冰冷的食物飲料傷身，卻不知其原理；其實很簡單，人的體溫正常為三十六點五度，一旦吃下零度C的冰品時，體內瞬間降溫，突然受到嚴重刺激，這時脾胃為了要維持人的體溫，得花一些血氣在升高體內溫度上，當然就沒有力氣去進行其他功能。這時候五臟六腑就會缺乏氣血而無力，冰冷的食物一下肚，雖然感覺很暢快，但卻十分損耗元氣。

除了冰品冷飲外，生的、涼的、或者沒有煮熟的食物很難消化，與上述冰品吃下肚的道理相同，如生魚片、西瓜這類屬於較寒涼的食物，這些食物下肚後，因為其性寒，脾胃想要消化得花多一些的力氣，去升溫或是令生食變熟，才能消化運送，自然就沒法去應付其他工作，久而久之，其他的器官就會跟著變差。

# 吳明珠教你吃對食物養好脾

多吃「黃色食物」，地瓜、紅蘿蔔、香蕉、南瓜等，補充脾一天的能量。

——黑糖地瓜湯、南瓜濃湯

適當吃「五穀雜糧」，紅豆、玉米、薏仁、小米等，對減肥更有益。

——薏仁冬瓜盅、窈窕紅豆湯

代替「生冷麻辣」的開胃料理，保持人體正常體溫，護脾胃顧身體。

——咖哩麵、健脾消脂飲

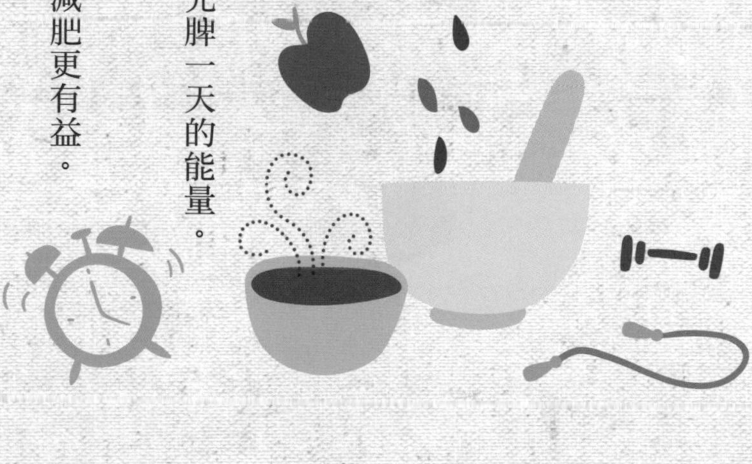

# 黑糖地瓜湯

## ……補氣健脾……

**材料**

地瓜1條（約100克）、薑30克、黃耆6錢、紅棗6顆、茯苓5錢、黑糖適量

**做法**

❶薑洗好切塊；地瓜去皮切塊，備用；中藥沖淨後入布包中。

❷取鍋，放入作法❶的地瓜、薑、中藥包和水。

❸將作法❷放入電鍋中，外鍋放1杯水蒸煮，待開關跳起後，加適量黑糖調味即可食用。

**功效**

❶和中、補氣、養血

❷地瓜具有補脾胃、益氣力、寬腸胃的作用，適合脾胃虛弱的人食用；黃耆、紅棗健脾補氣養血。

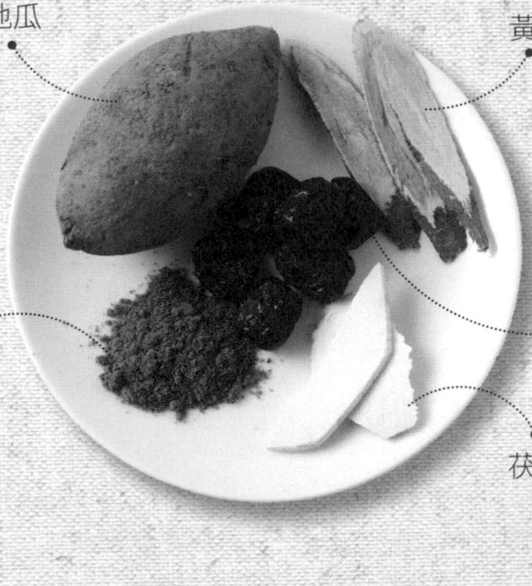

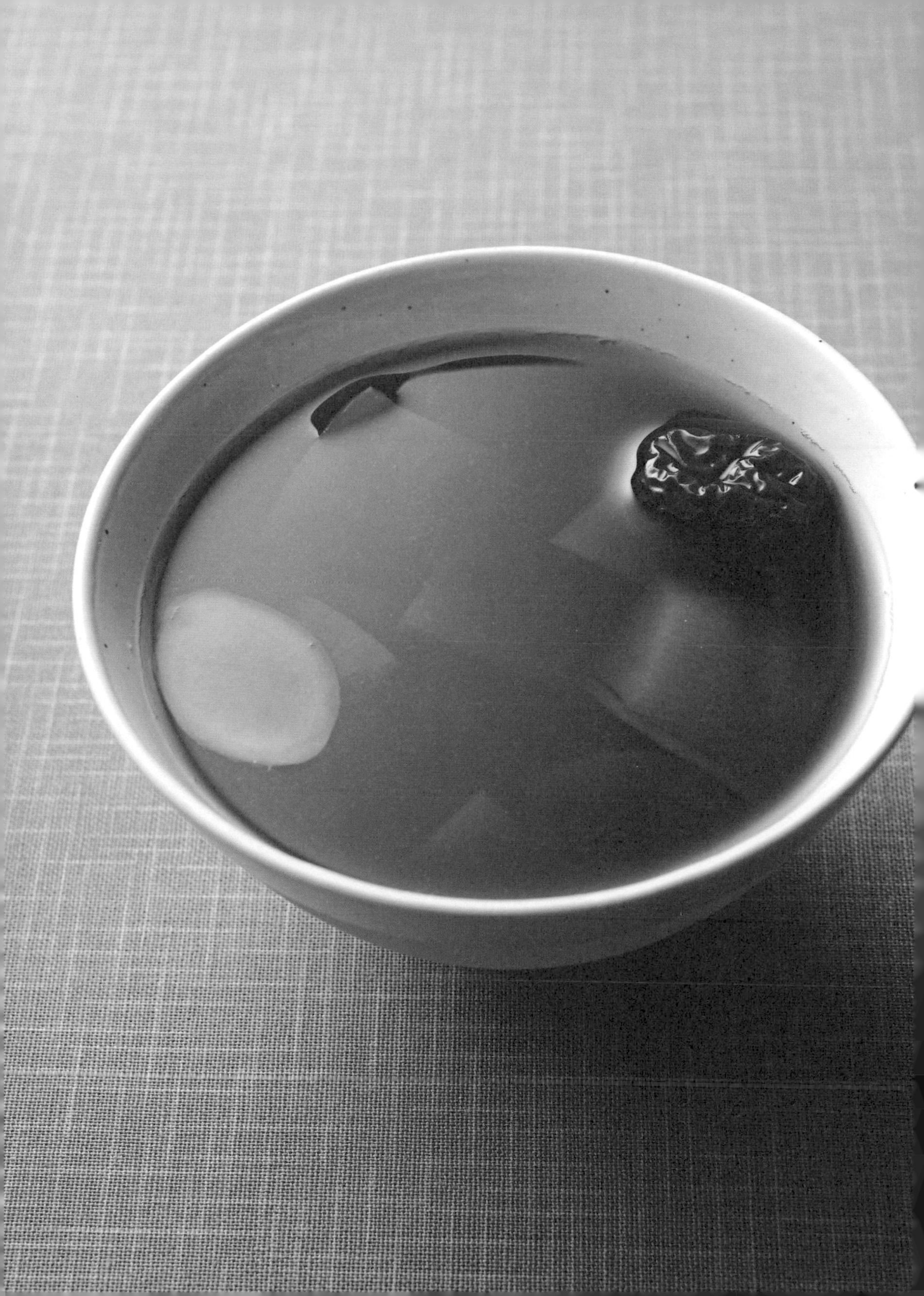

# 南瓜濃湯

……補肺健脾……

**材料**

南瓜200公克、青豆仁20公克、胡蘿蔔30公克、洋蔥末15公克、橄欖油1大匙、西洋參粉3克、鹽少許、胡椒粉少許

**做法**

❶ 南瓜去籽、去皮，切片蒸熟，壓成泥備用。

❷ 胡蘿蔔切丁，與青豆仁一起放入沸水中汆燙備用。

❸ 熱鍋，加入1大匙橄欖油，爆香洋蔥末，放入作法❶的南瓜泥炒數下，再加入水以小火邊煮邊攪拌至滾。

❹ 續於做法❸中加入西洋參粉及所有調味料拌勻後熄火後即可。

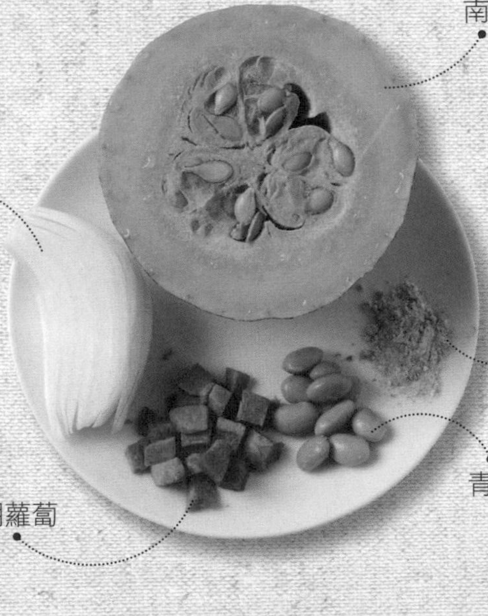

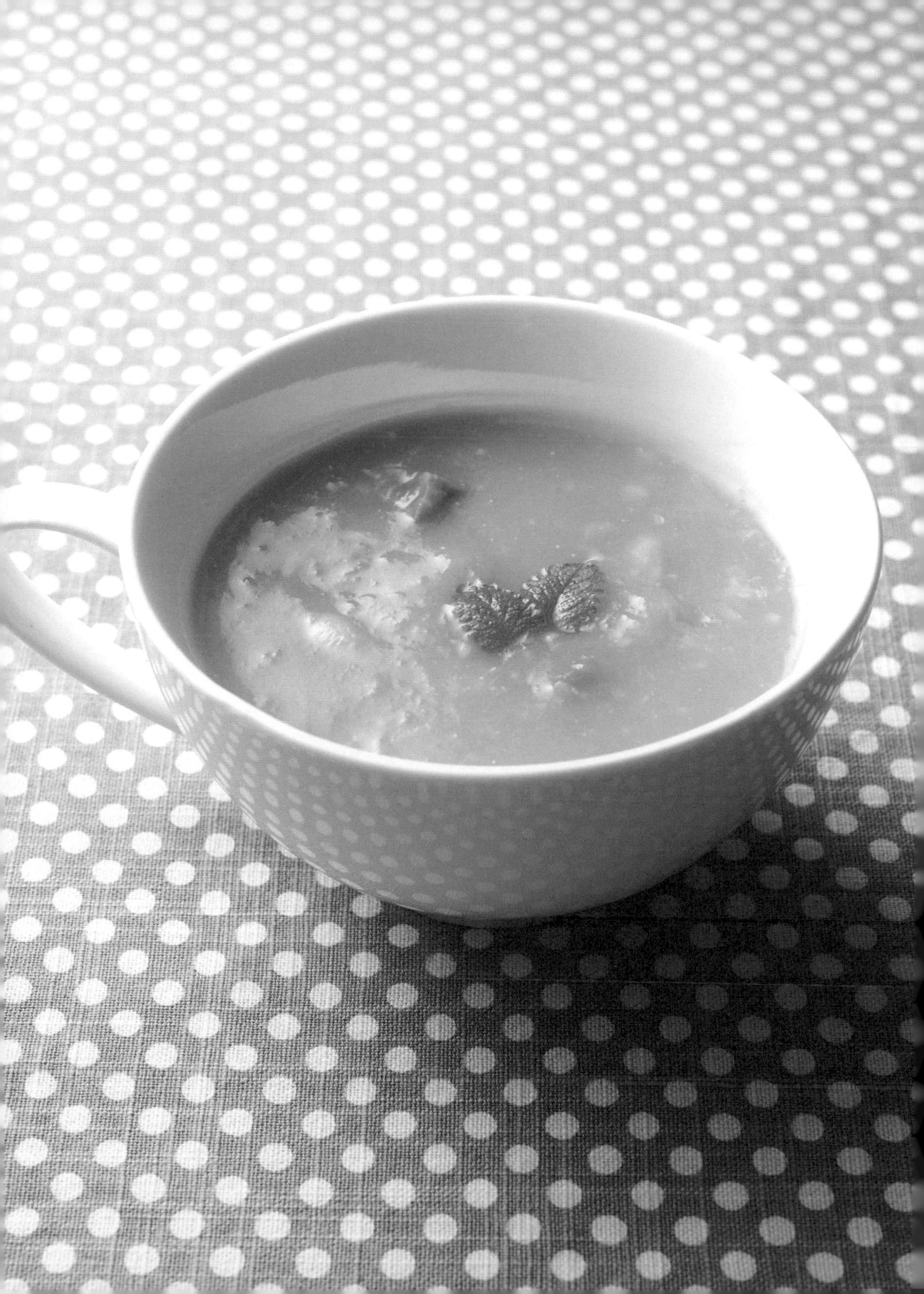

# 薏仁冬瓜盅

## ……去溼減重……

**材料**

薏仁1兩、冬瓜300克（選用頭尾端）、銀耳3錢、薑片3片、枸杞2錢

**做法**

❶冬瓜洗淨，去囊，留下中空，將其餘材料，與淹過材料的水量放入冬瓜內。

❷將做法❶冬瓜放入盤中，再放進電鍋，外鍋加一杯水約200毫升，加熱燉熟，加少量鹽調味即可食用。

**功效**

健脾、去溼助減重。

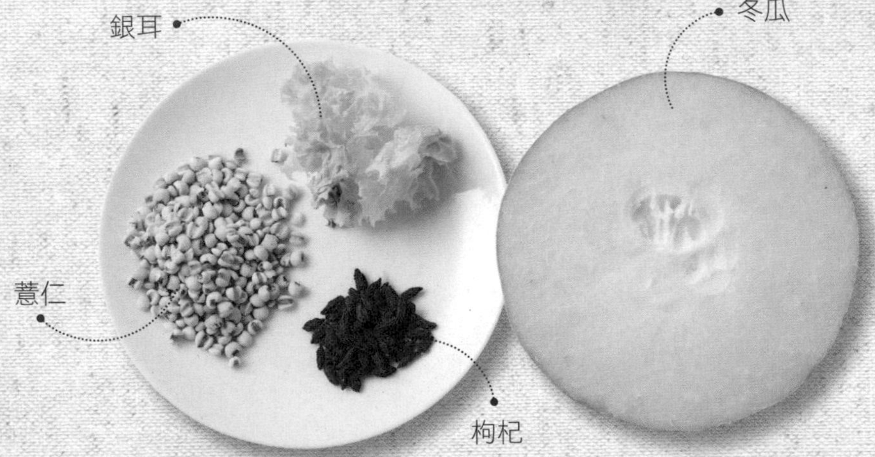

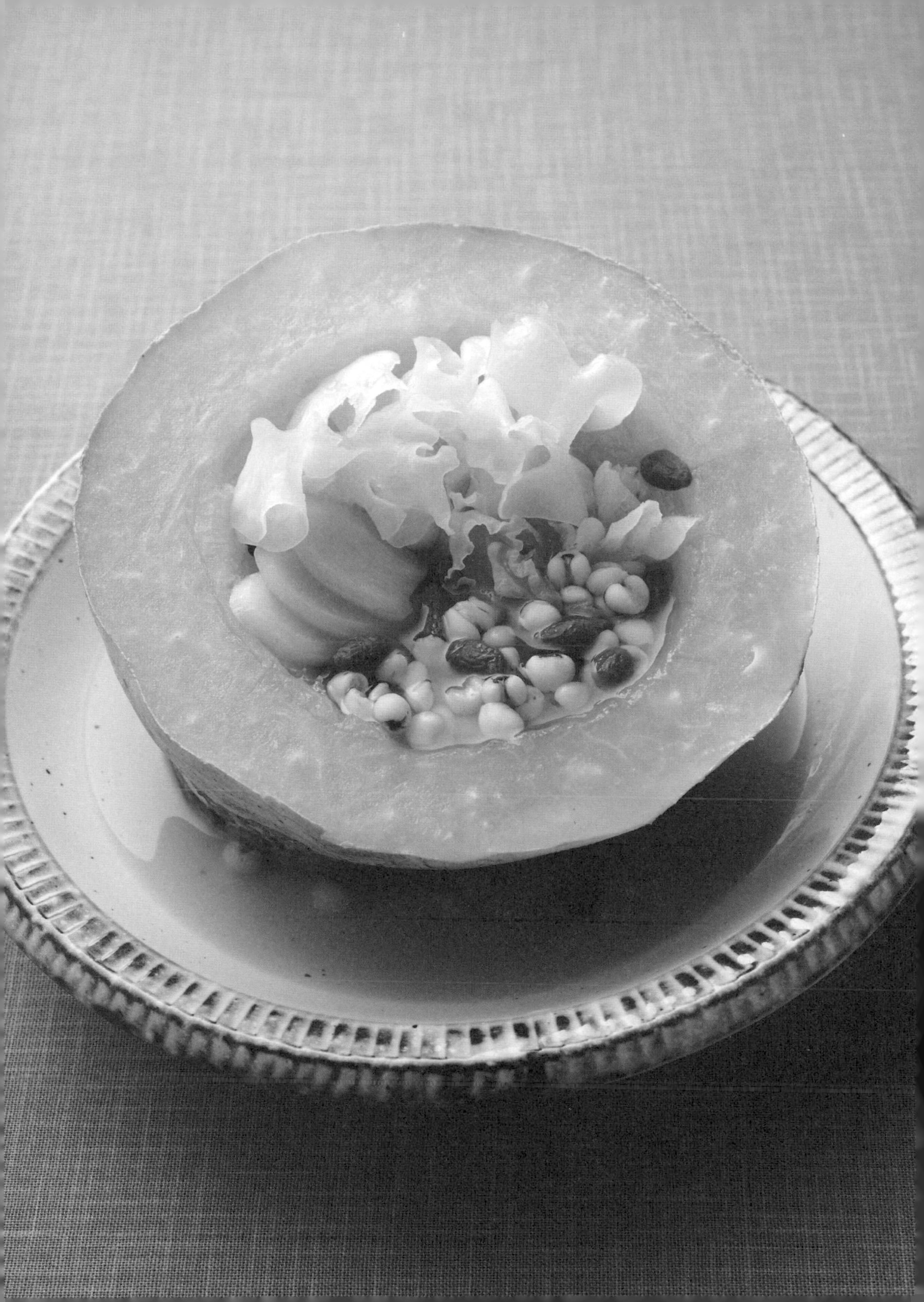

# 窈窕紅豆湯

## ⋯⋯清肺利肝⋯⋯

**材料**

桑白皮3錢、茵陳蒿3錢、淮山3錢、甘草1.5錢、紅豆50克、水1公升

**做法**

❶將紅豆洗淨，泡水兩小時；將中藥材放入布袋中。

❷取一鍋，放入做法❶材料和水，以大火煮開，轉小火續煮20～40分，豆熟後即可食用。

**功效**

清肺利肝、去溼助代謝脂肪。

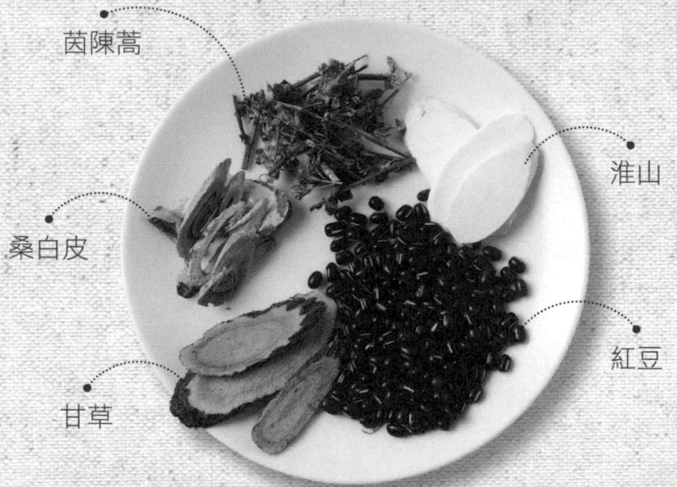

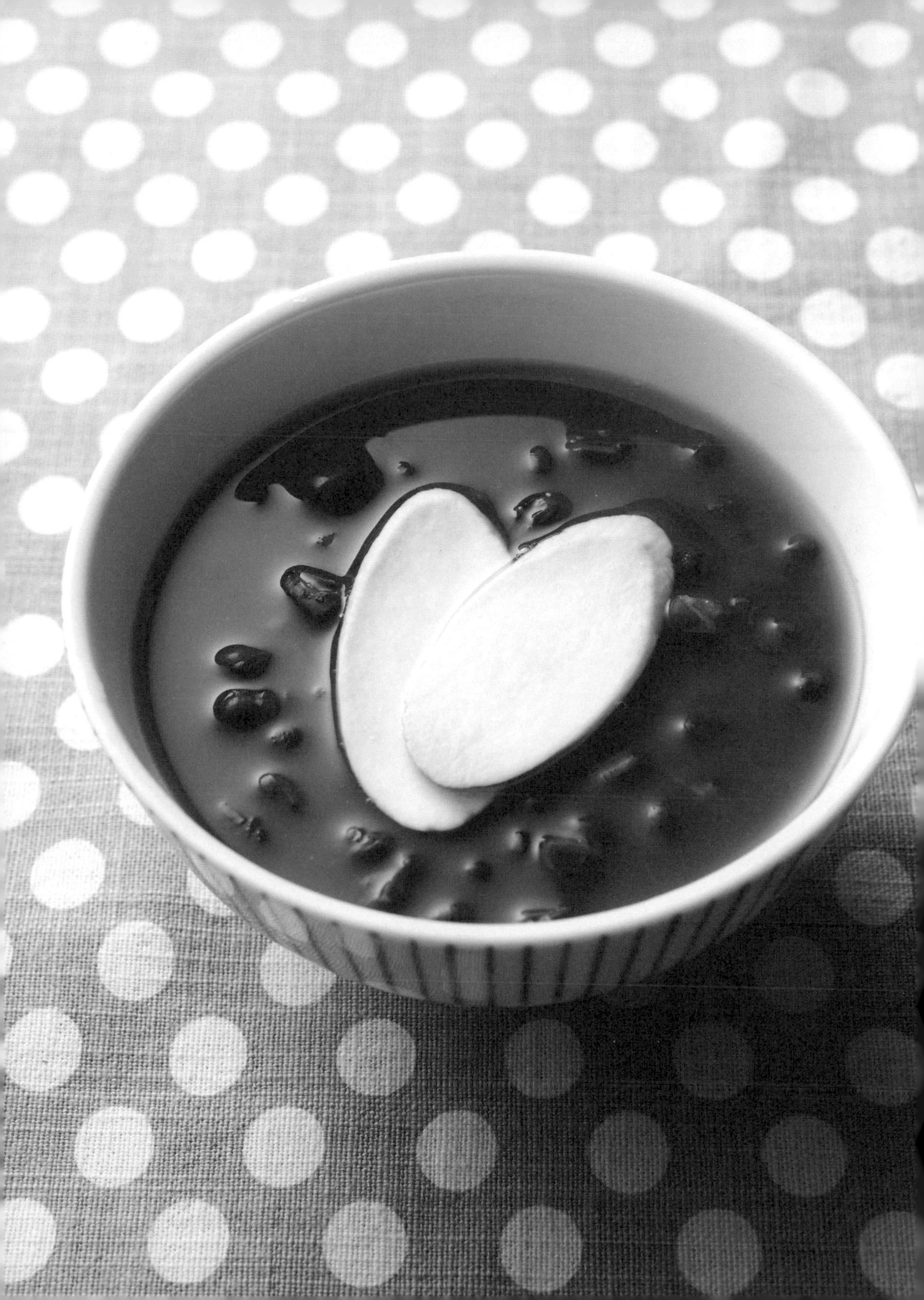

# 咖哩麵

## 夏日開胃

**材料**
薑黃3錢、桑枝5錢、油麵1斤、芹菜1/2株、洋蔥絲1顆、瘦肉絲100克、鹽少許、咖哩塊4小塊、白菜適量、乾香菇數朵、蝦米適量

**做法**

❶ 取一鍋，放入中藥材，加入水300毫升，煮約30分鐘濾渣備用。

❷ 芹菜取一半切段，一半切末；蝦米泡軟；香菇泡軟切絲；白菜洗淨切長段備用。

❸ 起油鍋，爆香洋蔥絲，並將芹菜段、肉絲、蝦米、香菇絲炒熟，再加入白菜拌炒。

❹ 於做法❸中加入咖哩塊、做法❶中藥汁炒勻後，並加鹽調味，隨後將麵條加入拌勻，蓋上鍋蓋燜煮片刻，至湯汁漸乾，起鍋前再放入芹菜末拌炒均勻即可。

**功效** 行氣活血、養脾散瘀

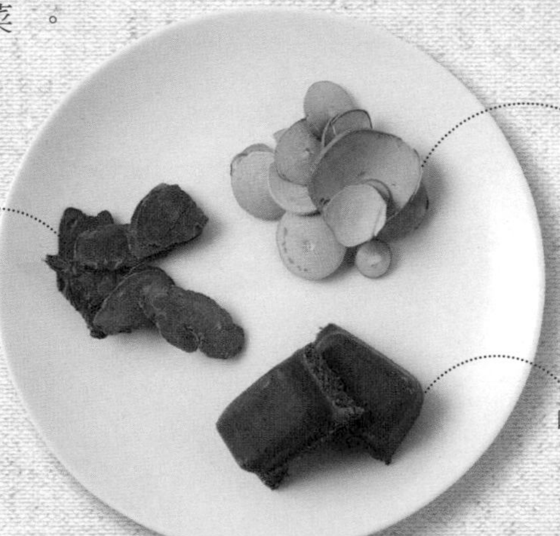

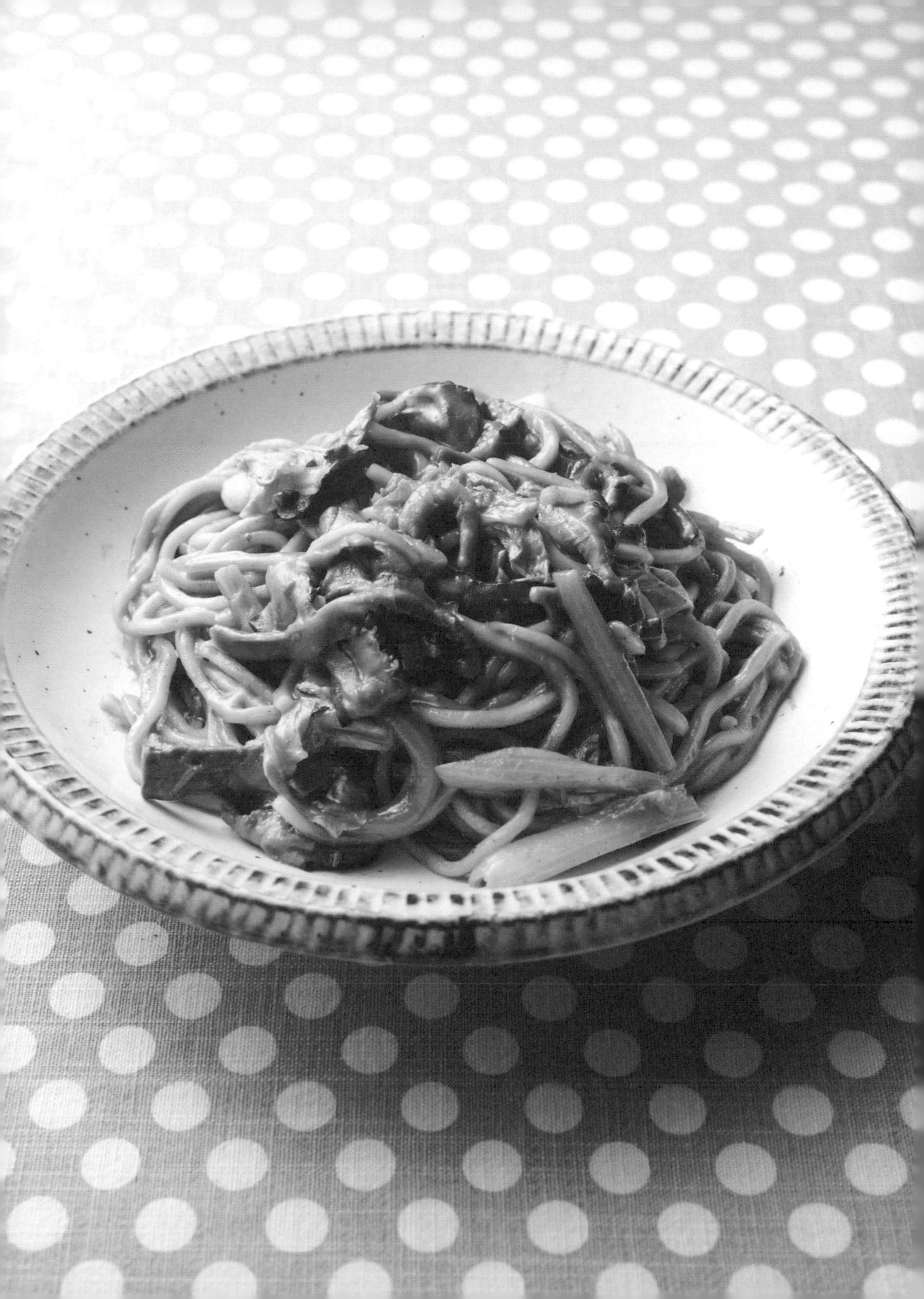

# 健脾消脂飲

## 清熱去溼

**材料**

丹參2錢、荷葉2錢、桑葉2錢、茯苓3錢、水1公升～1.5公升

**做法**

❶ 將中藥材洗淨，和水放入鍋中滾煮。

❷ 濃淡可依個人口味調整。

**功效**

活血消脂、健脾袪溼。丹參活血袪瘀通絡；荷葉清熱利溼、散瘀消脂；桑葉清血消腫；茯苓健脾利溼。

**注意**

感冒、月經期間、腹瀉者不宜。

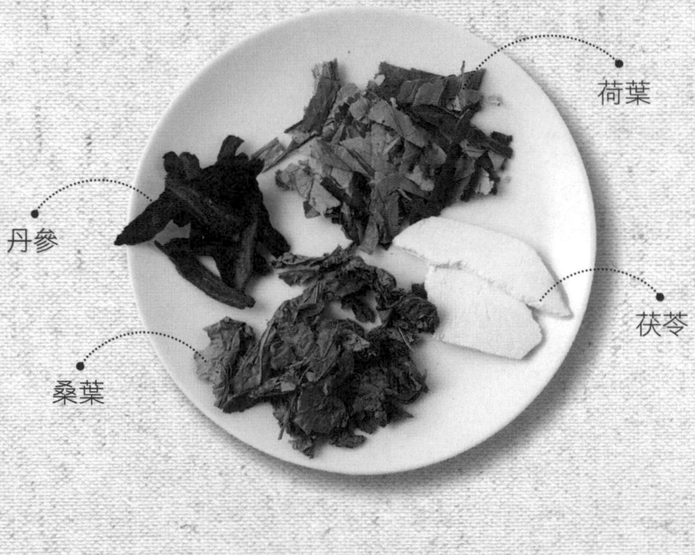

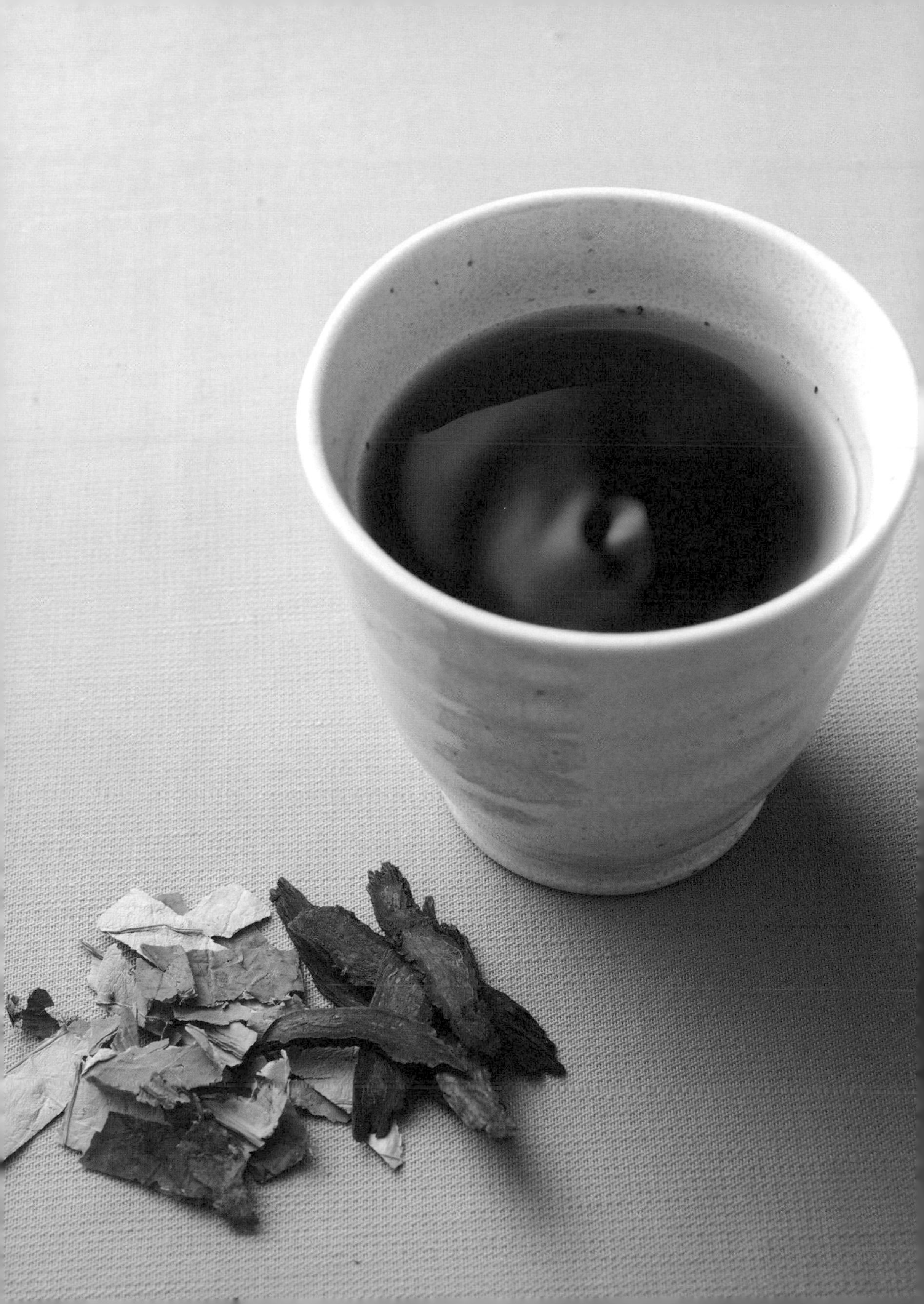

### 鍛鍊肌肉就是鍛鍊脾經

## 步驟4　動出好脾氣

脾乃後天之本，想要養生長壽，就要懂得養脾之術。清代著名養生家曹庭棟，提倡「以動助脾」的養生法，他的著作《老老恒言》提到，「飯後食物停胃，必緩行數百步，散其氣以輸於脾，則磨胃而易腐化，步所以動之。」

而醫書《千金方》的作者孫思邈是名醫，也是養生家，他活到一百零一歲，重視養生之道的他，也指出，「平日點心飯後，出門庭行五六十步，中食後，行一二百步，緩緩行，勿令氣急。」

吃飽飯後，如果坐著不動，或是躺下來，會讓食物停滯在胃中，脾血氣不足無法消化，造成養分無法輸送出去時，當然就成了脂肪肥肉，吃東西後如果坐著不動，更容易胖，尤其是肚子與下半身屁股大腿等部位。

但也不能做令「氣血急」的運動，因為這時候脾胃需要血氣來消化食物，卻遇上身體主人進行激烈運動，或是讓心跳加速的活動時，血氣全往四肢或心臟走，食物當然就運化不開，這時候連胃都無法消化，就會分泌過多的胃酸，侵蝕保護胃的黏膜時，胃病、潰瘍、消化不良等問題，就會慢慢跑出來。

很多人看完中醫後，聽到醫生說自己，脾胃太虛，一聽到虛，都以為應該要躺著好好休息，虛就是太勞累造成，所以，就拚命的睡，拚命的躺著。但這種做法，卻只會讓脾更虛。

俗話說，要活就要動。運動助脾，運動等於在鍛練肌肉，也就是在鍛練脾經，讓身體活動就有助脾，這與久坐傷脾，有著相互應的道理。

# 走路慢跑

## 加強脾胃元氣

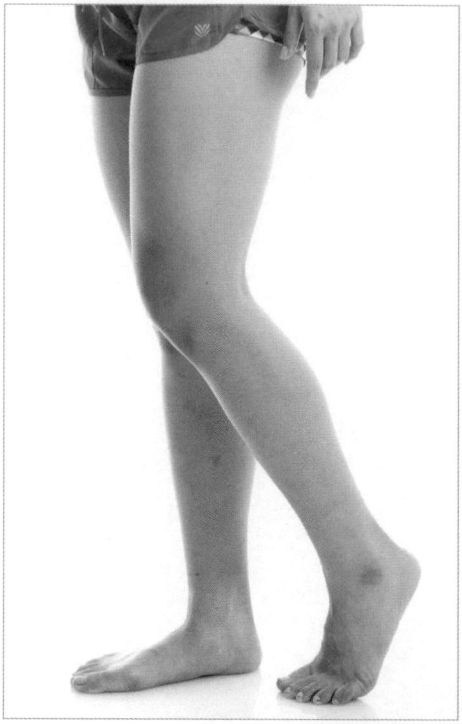

走路時全身重量有一半是由腳趾頭在承受，腳趾頭得用力的抓地、抓鞋底，一會抓緊一會放鬆，就刺激到五臟六腑的經絡，是一項溫和而有效果的養脾運動。

從經絡上來看，脾經起於大拇指內側，胃經在第二趾與第三趾之間，對脾胃有幫助的內庭穴，也在這個位置，經常做與腳趾頭相關的活動，脾胃二經都得到刺激，能夠加強脾胃的元氣。

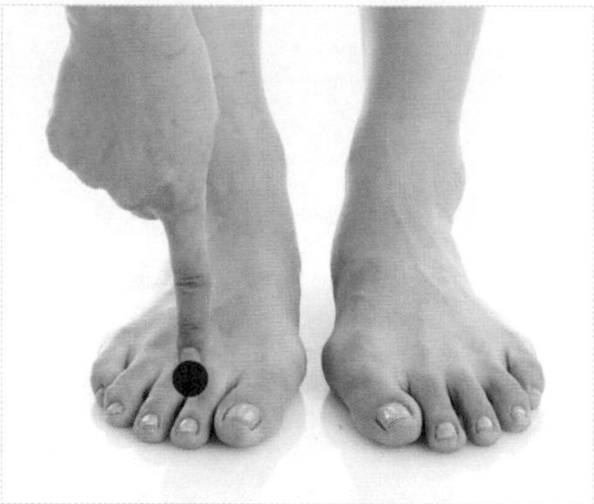

慢跑對腿部的肌肉訓練有著極大效果，小腿上有很多脾胃相關的經絡與穴位，慢跑的過程當中，大腿小腿都得用力，抬起、奔跑等，每一步都在鍛鍊脾經的伸展，訓練脾胃的運化功能，無論是慢跑或走路，都是一項對脾很好的運動。

# 仰臥起坐

## 加速血液循環

脾經經過腹部，天天做仰臥起坐，能鍛練脾經。而腹部的肌肉有力，也能保護內臟不會外凸。

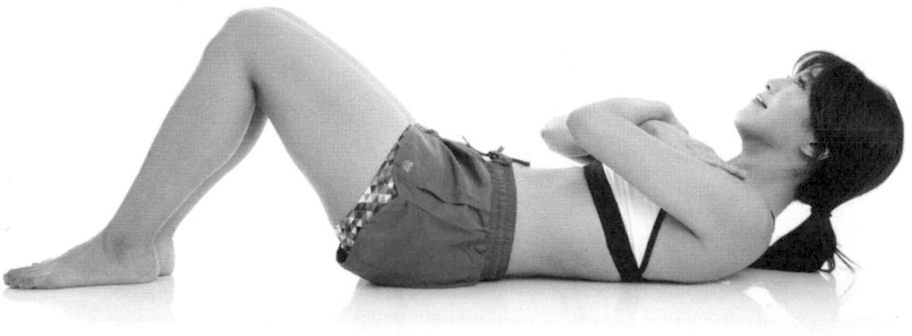

仰臥起坐對發展平衡與支撐有重要作用，可以改善中樞神經系統，有助骨頭的堅實，關節的靈活，肌肉的強壯與彈性，還能加強血液循環與肺活量，促進生長發育，提高新陳代謝，幫助腸蠕動，促進消化。

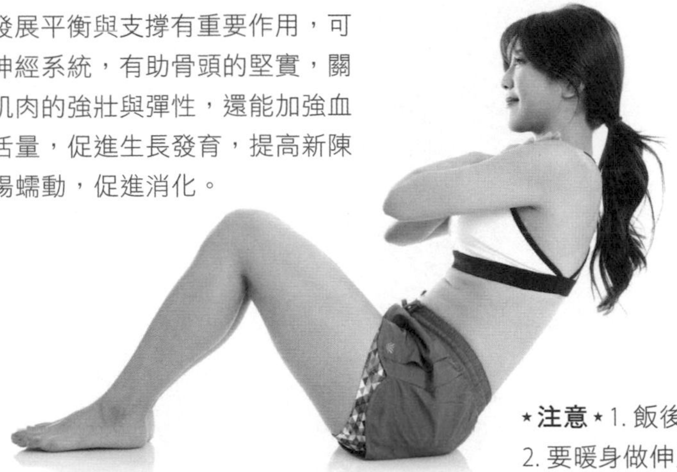

★**注意**★1. 飯後不可馬上做。
2. 要暖身做伸展熱身運動。
3. 鍛練時要維持呼吸順暢，不能憋氣。

腹部是全身上下脂肪最多的地方，血流經過這裡時，最容易阻塞而造成血瘀，一旦血瘀，生理痛、子宮肌瘤等婦女病就會出現。仰臥起坐能刺激此處的血管與經絡，加速血液循環，對於生理病也有預防效果。

# 下跪

## 消除贅肉

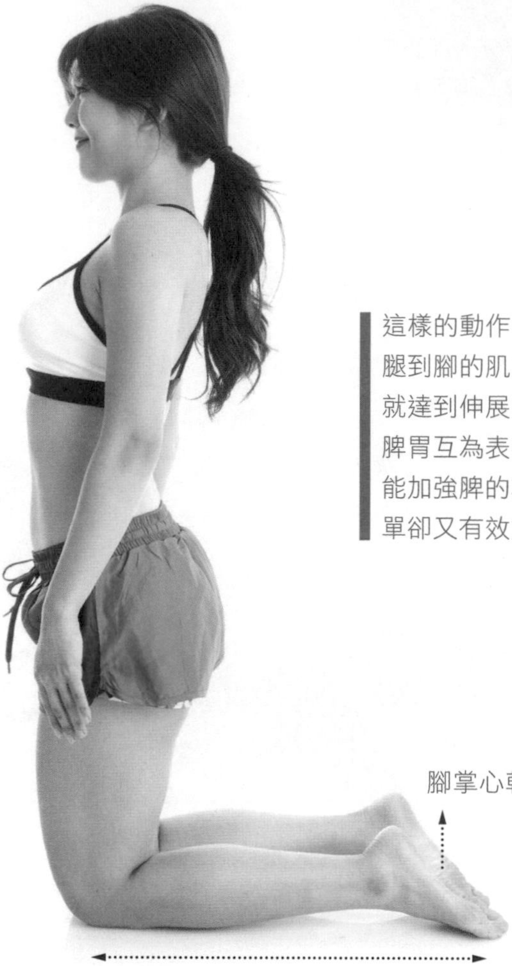

下跪時要注意，上半身要伸直，才能達到伸展的效果，飯後可跪個 10 分鐘，可減肥又養生。

這樣的動作，能夠感受到小腿到腳的肌肉被拉扯到，這就達到伸展胃經的效果，而脾胃互為表裡，刺激胃經也能加強脾的功能，是個很簡單卻又有效方式。

腳掌心朝上

膝蓋到腳指頭都呈現一直線

日本流行的下跪減肥法，其實也是在刺激胃經，達到養脾健胃的效果，這是古人的養生方法之一。尤其在飯後跪著，讓血液往胃裡流，促進消化與吸收，脾胃得到好的刺激時，自然能夠運化養分，排掉脂肪，所以能夠達到減肥、消除贅肉的效果。

# 踮腳

## 伸展胃經

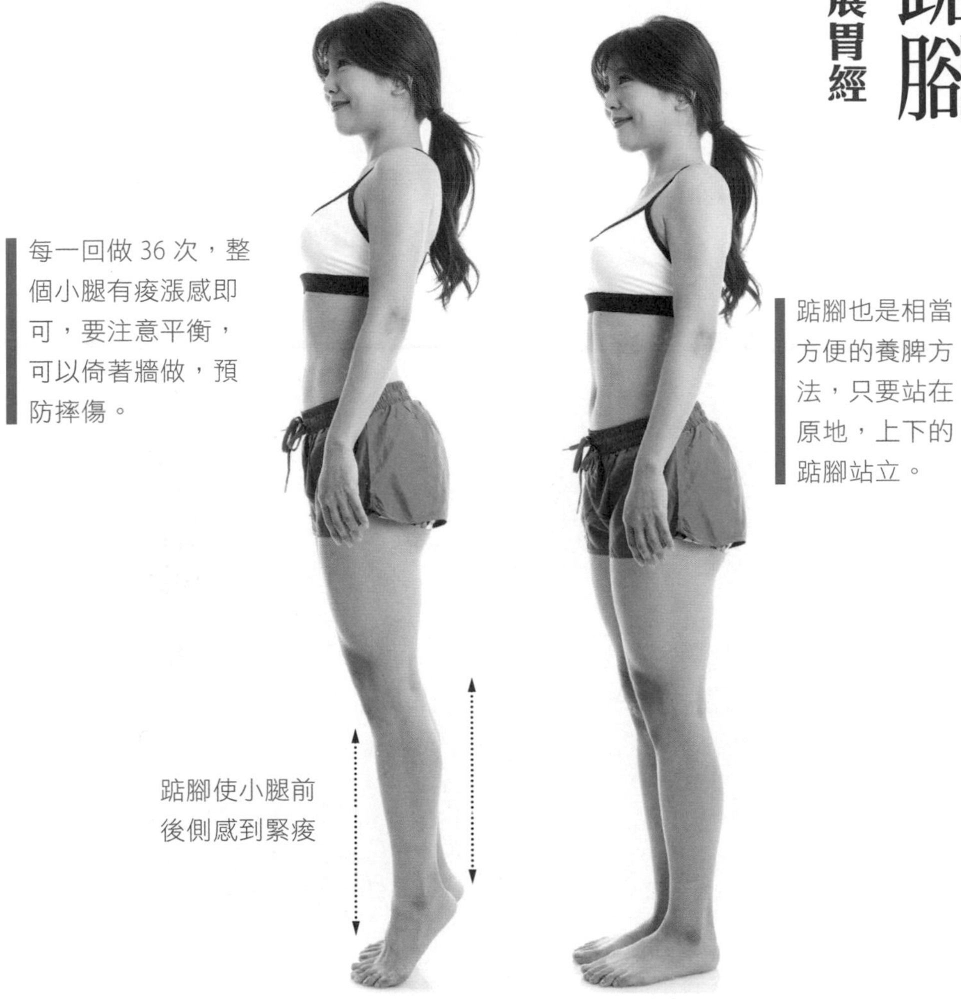

每一回做 36 次，整個小腿有痠脹感即可，要注意平衡，可以倚著牆做，預防摔傷。
踮腳也是相當方便的養脾方法，只要站在原地，上下的踮腳站立。

踮腳就是把腳後跟抬起來，只靠前腳掌支撐整個身體的重量，在伸展過程中，會感覺小腿前後側都很緊很痠，這是在伸展胃經，一會踮高一會放鬆，就達到鍛練的效果，加強脾胃的運化功能。

按對痛點治百病

## 步驟5 按出好脾氣

《黃帝內經》提到，經絡能夠「決生死，治百病」，可見中醫的經絡與穴位是多麼的重要，尤其在古代，除了藥草外，主要治病方式就是經絡穴位等。

中醫認為，身體會生病、肥胖，都是經絡出問題，氣血不通塞住了，才會顯現病症，所以，生病時可以藉由按摩經絡與穴位，促進經絡的血氣流通，通者不痛，通者病癒。平時如果常常按摩，也能達到保健的效果。

脾經指的是足太陰脾經，循行的方式是從腳走向頭部，經過腿部內側，以及胸腹部等。與脾經相關的器官有脾、胃、心，所以，它才具有統血、升清降濁、運化等功效。

人的脾經只要順暢，有好的氣血流通，面色就會紅潤，肌肉豐滿，胸挺臀翹，全身皮膚緊實；但如果脾出問題，脾經不通暢時，運化無力，則四肢營養吸收不到，導致面黃肌瘦等。

脾開竅於口，其華在唇，在液為涎，指得是如果脾功能正常，吃東西味覺才會正常，但如果脾虛就會出現口黏、口臭、口淡，進而食之無味等狀況。

其實，中醫的經絡穴位珍貴之處，在於平日我們都可以藉著按壓或敲擊方式，來加強保養與強化，只要能夠尋找到痛點，自我調節，做為保養長春，青春不老之法。

脾經只要血氣足，運行順暢，女人就能過得青春美麗又愉快，不僅容貌不老，經期順暢，婦女病也不會來煩人，好好將經絡按摩運用在脾經上，凍齡美人就是你自已。

脾經的血氣最旺盛之時在上午九點至十一點，人體的陽氣正處於上升期，這時疏通脾經就能達到良好的平衡陰陽的作用。

## 敲擊經絡血氣暢通

中醫認為，病症是經絡不通引起，經絡貫穿全身上下，痛點代表堵塞，只要經常敲擊全身的經絡，就能打通身上不通之處，而人只要血氣通了，五臟六腑就能發揮功效，毛病自然會消失。

# 公孫穴

## 改善脾胃功能

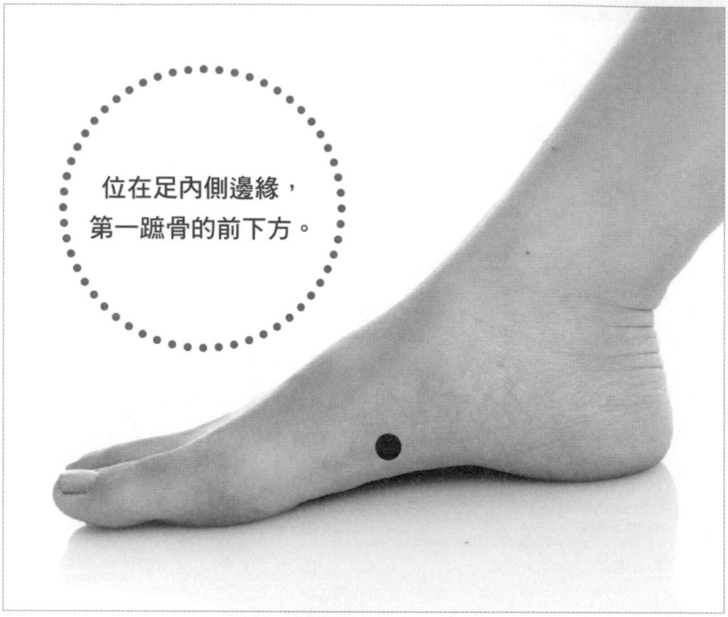


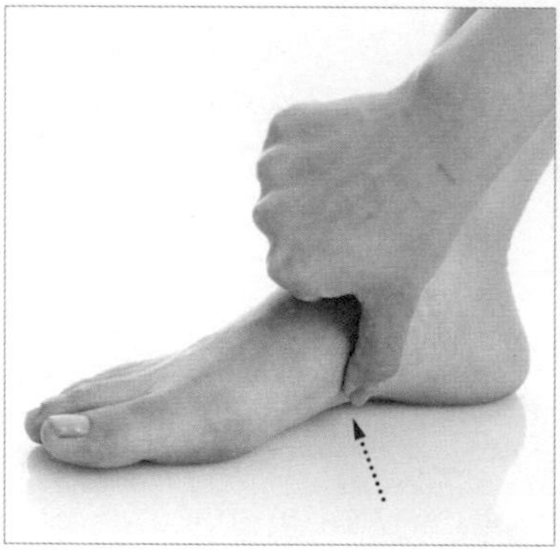

每日早晚都可按壓 1 次，搭配呼吸，壓時呼、鬆時吸，每次 2～3 分鐘，長期持續按壓此穴，有助脾胃功能。

公孫穴位在腳底掌邊緣，腳的大姆趾後方，有一塊很大的腳掌骨，接近外緣的地方，可以將按壓的區域範圍放大，有痠痛感應該就是。公孫穴屬脾臟，聯絡胃腑，又和沖脈相通，能夠治療脾胃、胸腹部位的毛病。

# 三陰交

## 改善婦科病

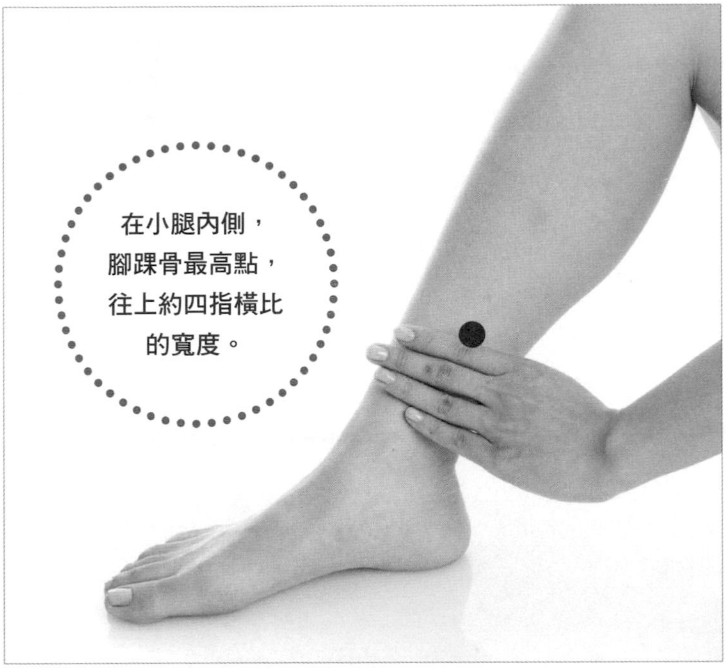
在小腿內側，
腳踝骨最高點，
往上約四指橫比
的寬度。

很多脾虛的人，運化能力不足，已經影響到肝腎等，如果經常按壓此穴，可以同時達到按摩三條經絡的功效。

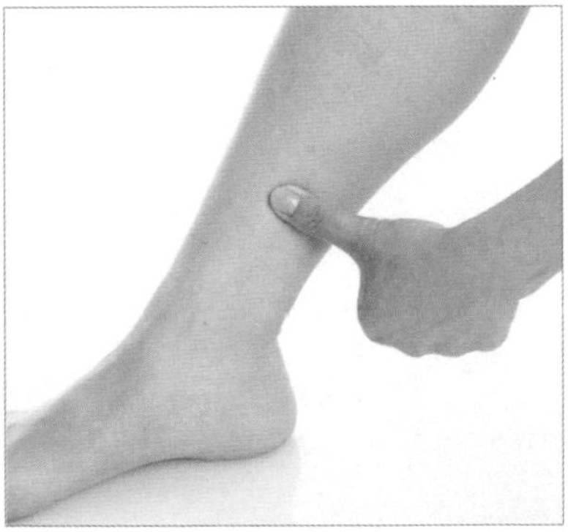

空閒時按壓 3 ～ 5 分鐘，搭配呼吸，壓時呼，鬆時吸，雙腳各 20 次，經常按即可見到功效。

★**注意**★ 經期與懷孕時不能按壓。

三陰交指的就是有三條陰經氣血交會於此，是個極重要的穴位，尤其對於女人的婦科病，經常刺激此穴，具有保養治療的功效。同時可以調理到脾、肝、腎三臟，功效極大。

# 足三里穴

## 抗衰老

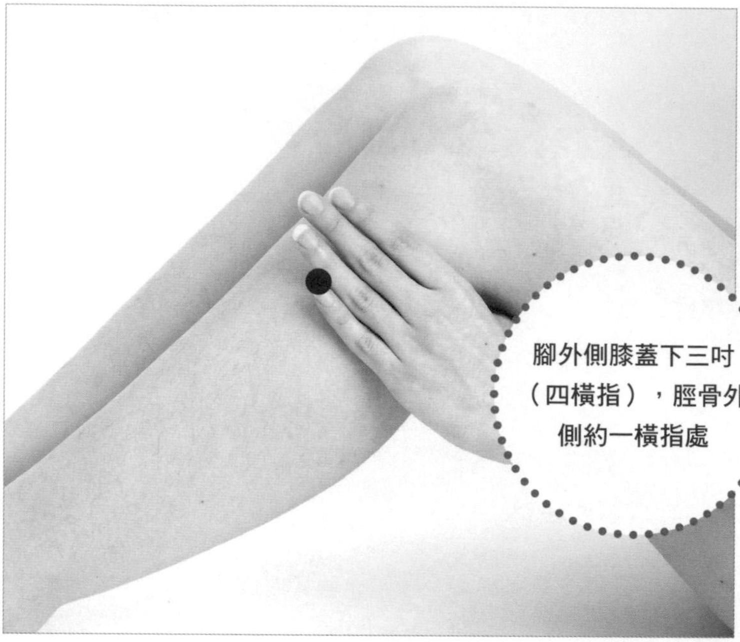


腳外側膝蓋下三吋
（四橫指），脛骨外
側約一橫指處

正坐，膝蓋成 90 度直角，以自己的手掌按在手掌同側的膝蓋上，虎口圍住膝蓋上緣，大拇指以外的四指朝下，食指按住膝蓋下的脛骨，中指指尖處即為足三里。

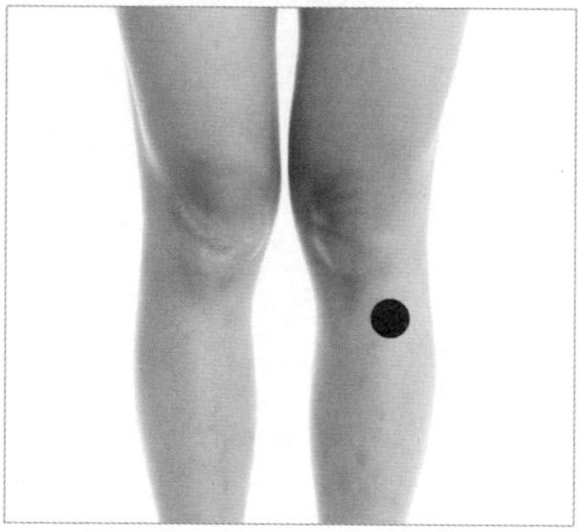

每日早晚可按壓 20 次，配合呼吸，對抗衰老有著極大功效。

足三里穴是足陽明胃經主要穴位之一，乃強健身心大穴，具有調理脾胃、補中益氣、通經活絡、疏風化溼、扶正祛邪之功能。足三里屬合穴，治療範圍極廣，包括消化、呼吸、循環、生殖、婦科等等，都有其療效，因此經常按壓能達保健功效。

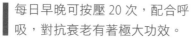

# 天樞穴

## 幫助腸胃蠕動

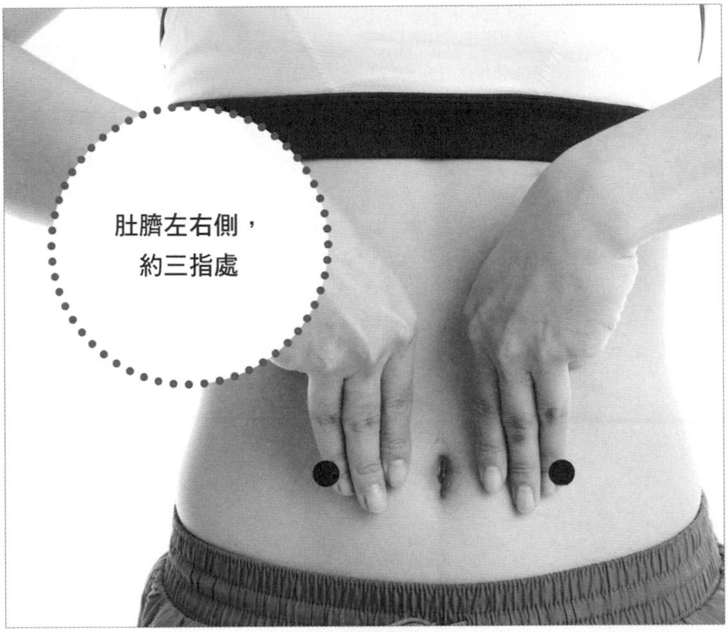


把食指、中指、無名指三指併排，食指尖朝下對向肚臍，則無名指的地方即為天樞穴。

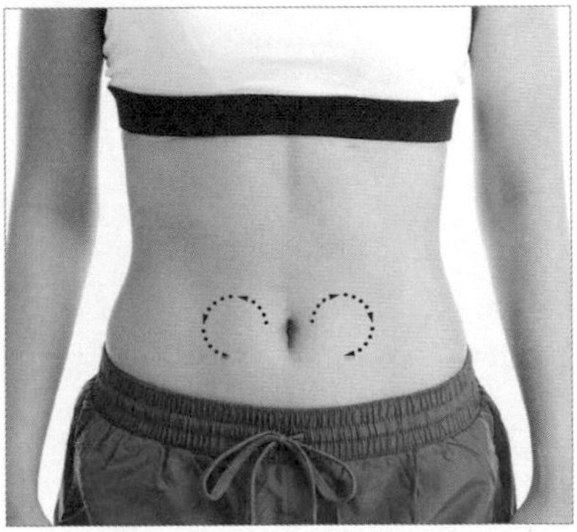

每日順時針、逆時針按摩 3 分鐘，能調理腸胃，排出體內的廢物，是對於腸胃相當有益的穴，平時應多壓，有益健康。

脾胃虛時，通常容易消化不良、排便不順等問題，這時就可以按摩天樞穴，幫助腸胃的功能性，加強蠕動。天樞穴是調理腸胃的幫手，只要長期堅持下去，對便祕、腹漲，經痛及不順等，都有著極佳效果。

# 陰陵泉穴

## 幫助代謝

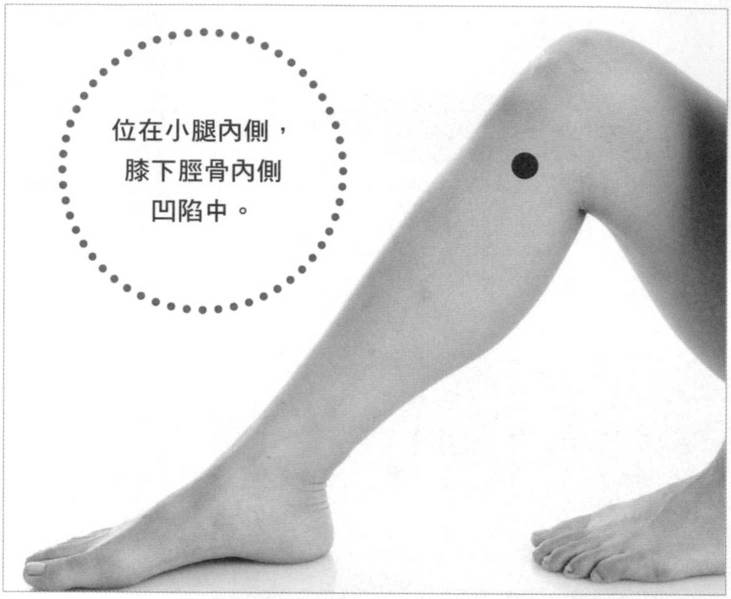


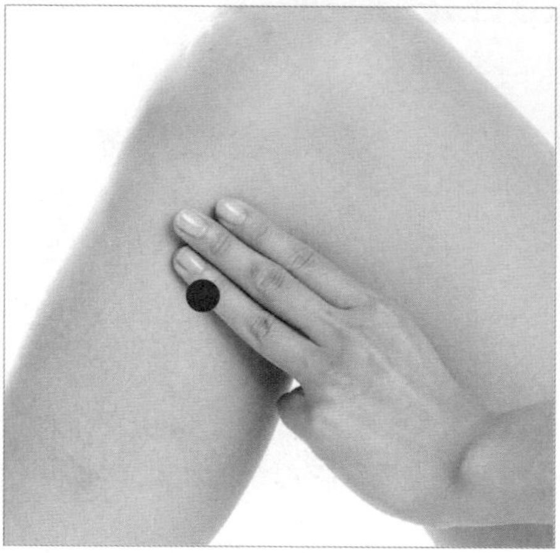

每天固定按壓3～5分鐘，有助血氣流通，是個對健脾養胃極佳的穴位。

陰陵泉穴是足太陰脾經的合穴，是替身體除溼的大穴位之一。中醫所說得身體溼氣太重，意思是指身體內的廢物無法排除，導致屯積，這時就容易有關節炎、溼疹、青春痘等等。

# 按摩推揉腹部

## 改善脾胃功能

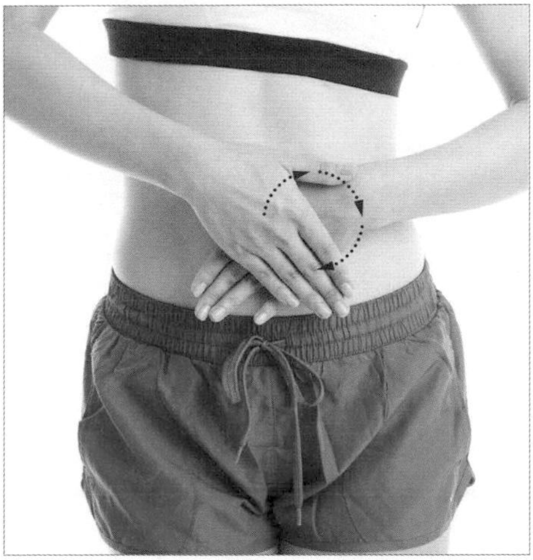

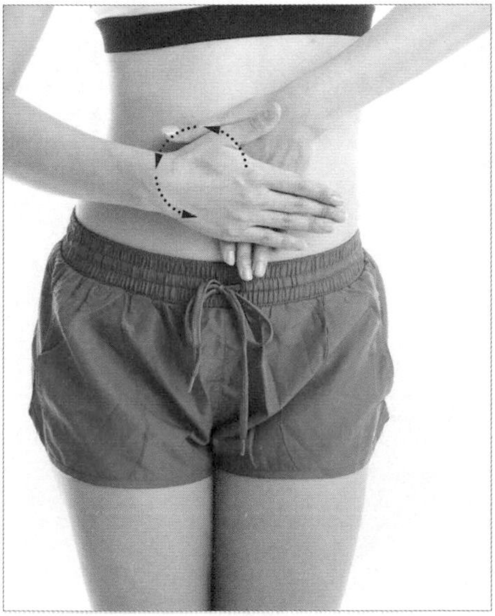

**按摩**：雙手先搓熱，左手按在腹部，手心對著肚臍，右手疊在左手上，以順時針方向，先輕後重按摩五十下，再以逆時針方向按摩五十下。

**揉壓**：以手指頭抓著肚子的肉，沿著肚臍的周邊順時針揉壓，力道要大一些，有痛感即可，因為這裡脂肪多，需要多一點力道才能按到穴位。

腹部的保健，對於脾胃有著極大幫功，一來很多重要經絡都通過此處，也有很多的穴位在肚子上，所以，平時只要有空多按摩，以順時鐘的方向去推揉，都能改善脾胃功能。

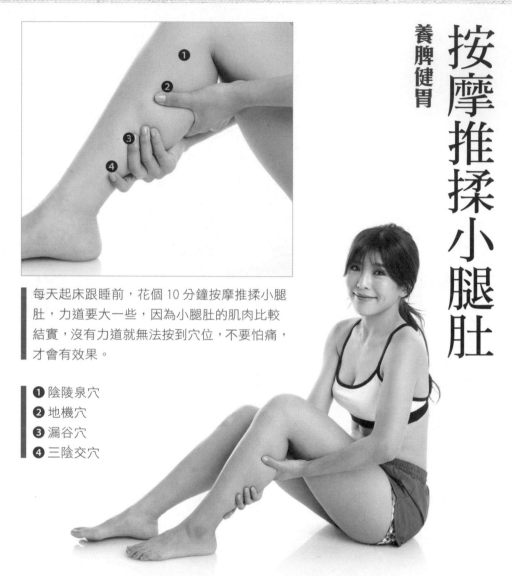

# 按摩推揉小腿肚

## 養脾健胃

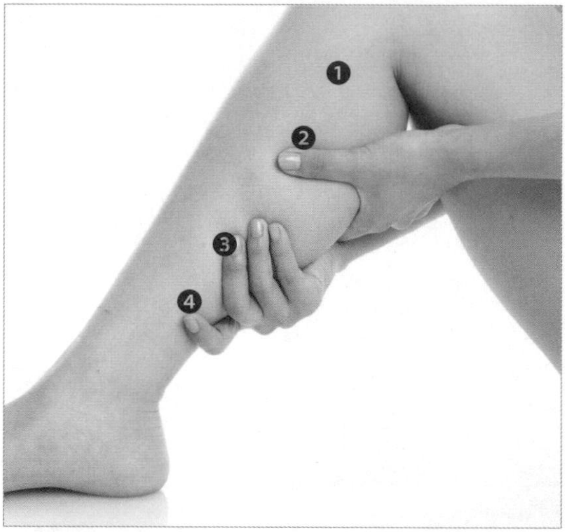


每天起床跟睡前，花個 10 分鐘按摩推揉小腿肚，力道要大一些，因為小腿肚的肌肉比較結實，沒有力道就無法按到穴位，不要怕痛，才會有效果。

❶ 陰陵泉穴
❷ 地機穴
❸ 漏谷穴
❹ 三陰交穴

如果抓穴位怕會不準確，沒關係，因為小腿上有三大經脈，有助脾胃的穴道很多，只要有空按摩推揉小腿，尤其是小腿腹，也能達到養脾健胃的效果。

第五章

# 脾虛對症、看診實例
# 和調補保養方

## 臉色蠟黃、黑斑、細紋、鬆垮、粉刺都掰掰

# 好臉色靠養脾

### 案例 1

因為工作的關係，我長期日夜顛倒，飲食不正常。白天都在睡覺，到了黃昏時才起床吃下第一餐。有時候起得太晚，或是匆匆忙忙時間來不及了就不吃，等到下班時，晚餐跟宵夜一起吃。

我吃得很少，因為只要吃得多一些，胃就痛脹，半碗飯都吃不了，好幾次痛到吐，因此我不敢多吃。我從小就不長肉，就算吃再多也一樣，吃多拉多，有時一天可以拉個三次，所以，朋友都說，讓我吃好東西根本是浪費，因為都不吸收，一根腸子通到底。

因為上班的關係，我都天亮才睡，但總覺得睡不飽，很容易就被吵醒，睡著了又常做夢，總是半夢半醒，到了晚上工作精神就不好，所以會去買安眠藥來吃，幫助自己入眠。

**Annie**

年齡：28 歲　職業：服務業

身高：160 公分　體重：43 公斤

調理重點：臉色蠟黃、黑眼圈、長斑、細紋、兩頰鬆垮

我很少曬太陽或運動，只要多走幾步路，或是爬樓梯，就喘得快要斷氣似的，朋友都笑我是老人家，但我才二十八歲耶。

雖然很少曬太陽，但我的臉色並不白，反而是帶點黃，加上很嚴重的黑眼圈，眼周的地方還有一些斑，眼尾也出現皺紋，有時候睡醒時，整個臉垮垮的，感覺整個人好老好老，要是不化妝，我根本就不敢出門。

## 聽吳明珠醫師怎麼說：

當我們的內臟有問題，會反映在身體的器官與部位上，錯誤的生活方式或飲食習慣等等，都會影響身體的運作，當然也會表現在外表。

Annie今年才二十八歲，就出現初老的現象，經期來的時間才二天，量又少，臉上肌膚缺乏彈性，膚色蠟黃，黑眼圈加上痘痘，平時走沒幾步路就氣喘不已，又瘦又弱。

生活作息不正常，陰陽顛倒，長期的磨損身體的元氣，又不懂得修補與調養，等於經年累月處在脾胃氣虛的狀態，五臟六腑得不到養分，怎麼會長得好？臉色皮膚狀態當然很糟。

中醫說，肝主藏血，是人體的血庫，吃進去的食物養分經過脾胃轉化形成能被人體所用的氣血後，將血液藏在肝臟。

脾主統血，控制血液在經脈中的運行；心主血脈，調節心血系統，負責維持神經系統功能，當心跳動時，血液會在血管中運行，輸送到全身，在環環相扣的影響下，脾虛影響到五臟六腑的功能，身體自然不會好。

**吳明珠醫師教你如何養出好臉色**

## 運動 瑜珈

透過瑜珈動作並配合調息，可重新調整精神，疏通女性器官的氣血循環，調整荷爾蒙分泌。此外，還可加強腎臟功能，恢復身體元氣，延緩老化。

**建議動作　前彎式**

❶ 雙手舉高置於耳朵兩側，雙腿向前伸直，上半身自髖關節處向下彎。
❷ 肚子貼大腿，雙手環抱小腿，停留，深呼吸。
❸ 搭配呼吸調節。

**功效** 加強體內氣血循環，預防腎氣虛弱。

## 按摩 太沖穴

**功效** 太沖穴能夠反應肝經和肝的狀況，肝火太旺會影響脾胃，容易導致胃酸過多、脹氣等症狀，常按此穴有疏肝、解鬱的作用，適合肝火旺盛、心情焦慮的人。

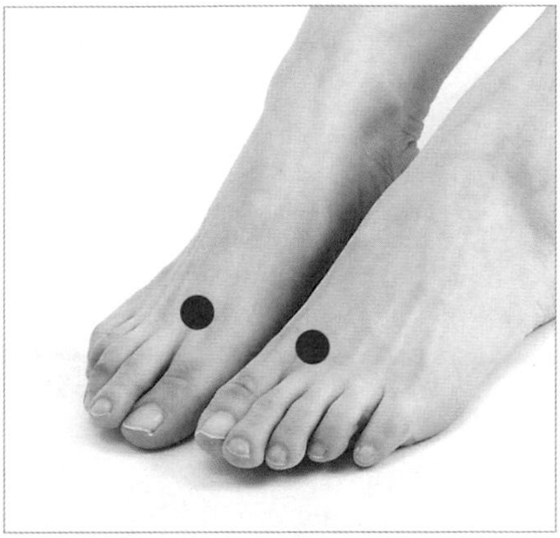

太沖穴位於足背，第一趾和第二趾中間兩根骨頭交會凹陷之處。

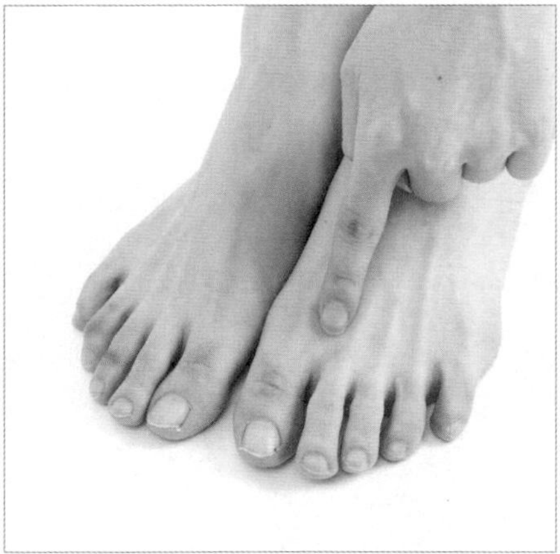

以指腹按揉太沖穴能舒緩緊張情緒、減輕壓力。

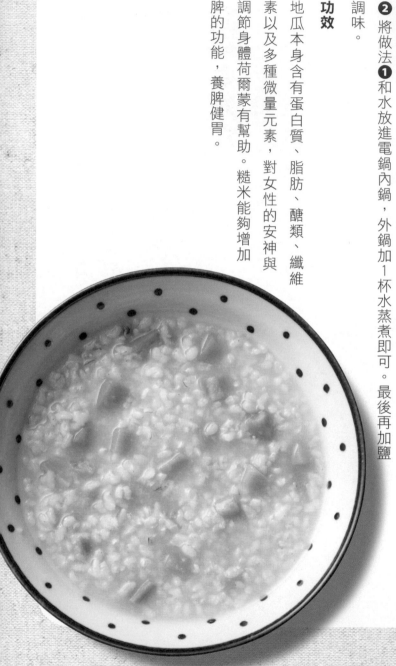

## 飲食 地瓜糙米粥

**材料** 糙米80克、地瓜200克、水1公升、鹽少許

**做法**

❶ 糙米洗淨後，泡水4個小時備用；地瓜去皮切小塊備用。

❷ 將做法❶和水放進電鍋內鍋，外鍋加1杯水蒸煮即可。最後再加鹽調味。

**功效**

地瓜本身含有蛋白質、脂肪、醣類、纖維素以及多種微量元素，對女性的安神與調節身體荷爾蒙有幫助。糙米能夠增加脾的功能，養脾健胃。

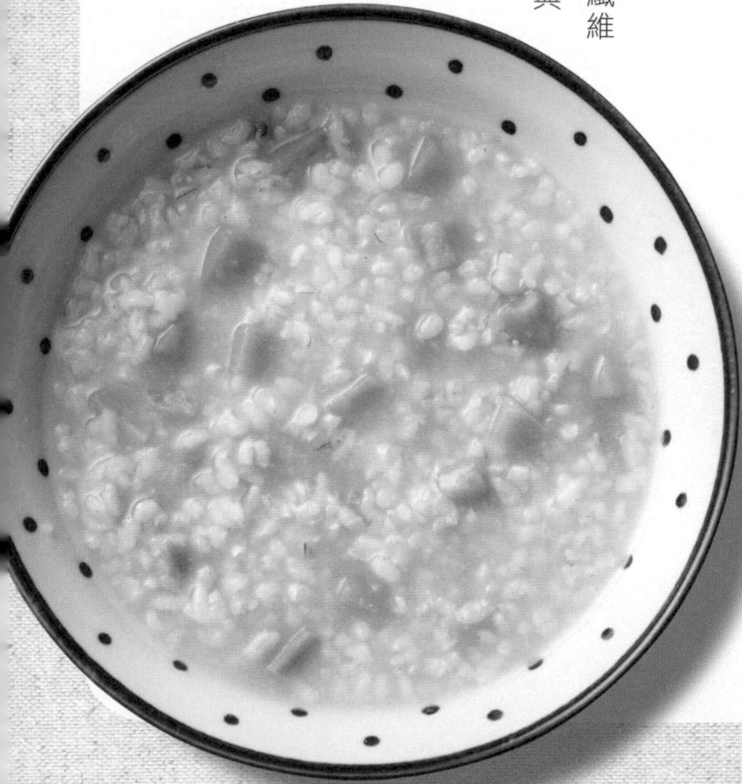

## 筱玫

年齡：18 歲　職業：學生　身高：165 公分　體重：47 公斤

調理重點：青春痘、眼袋、粉刺

### 案例 2

筱玫是個大二的學生，長得高高瘦瘦，一頭的長髮，皮膚白皙，但是二個月前與男友分手後，整個人變得憔悴，一來晚上失眠，加上課業壓力重，整個人變得無神且無力，從五十二公斤暴瘦至四十七公斤。眼袋變得很明顯，整張臉看起來永遠像是睡不飽。

此外，筱玫整個膚質變得很差，粗糙不說，毛孔變得又粗又大，上頭還有黑頭粉刺，近看叫人很害怕。媽媽心裡很難過，明明就一個漂亮的女兒，怎麼經歷一場失戀，整個人就變醜了。

媽媽很急，拉著筱玫去看皮膚科，得到結果是內分泌失調，導致皮膚整個變差，再加上清理的方式不當，傷害了皮膚本身的修復能力，而按理說，筱玫這麼年輕，新陳代謝極佳，一點傷口或是皮膚問題，通常只要吃個消炎藥就好，但怎麼知道吃了也完全不見好轉，只好找上吳醫師，救救這個年輕的女孩。

## 聽吳明珠醫師怎麼說：

像筱玫這種情況，情緒不好，沈浸在煩惱，心情常煩悶的人，最容易導致肝、脾、腎功能不佳，這與荷爾蒙分泌有關，腎有調節荷爾蒙分泌平衡的作用，如果身體出現不良症狀會首先反應。

雖然肝在荷爾蒙失調時，能對身體起支撐的作用力，但肝與腎能否好好運作，最重要的主導在脾，筱玫因生活作息不正常，加上心理壓力過大，心情煩悶低落，造成食慾不佳，飲食不正常，進而影響荷爾蒙的分泌，肌膚當然出狀況。

雖然年輕女孩的復原力強，但是，筱玫的不正常作息狀況一直在維持，並沒有放寬心，還是放不下失戀的傷痛，像這種長期的憂思，最傷脾，到最後就會食不知味，吃東西沒味覺，當然就沒有食慾。

要處理筱玫的皮膚狀況，首要是要讓她走過感情的傷痛，當然，心情煩悶還是有中藥可以進行調養，讓她的心情比較放寬一些。但主要的還是得靠她自已。

筱玫除了先加強調理脾的功能外，還要她多出去戶外散步，放下過去傷痕，去認識新朋友，年輕人嘛，失戀算什麼，下一段戀情肯定會更好呀！

## 吳明珠醫師教你如何養出好臉色

### 按摩　三陰交穴

**功效**　有助調整荷爾蒙，增加氣血循環。

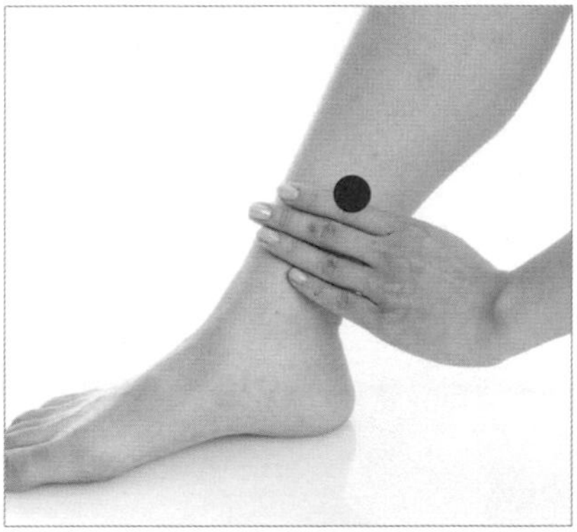

在小腿內側，腳踝骨最高點，
往上約四指橫放的寬度。

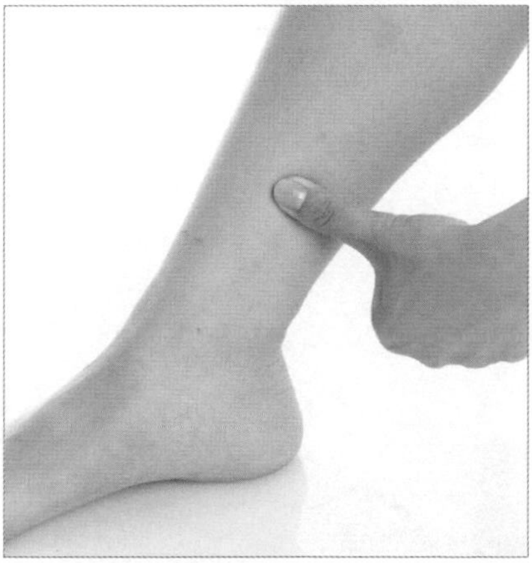

以大拇指經常按壓，
感到痠痛即可，二腳交替的按摩。

運動

## 腹式呼吸

**功效** 平時學習用腹式呼吸，可舒緩緊張不適的心情，也能排除負面情緒。

吸氣時，腹部凸起，停留數秒後，再慢慢吐氣，放鬆腹部肌肉。動作約重複 5 ～ 10 次。

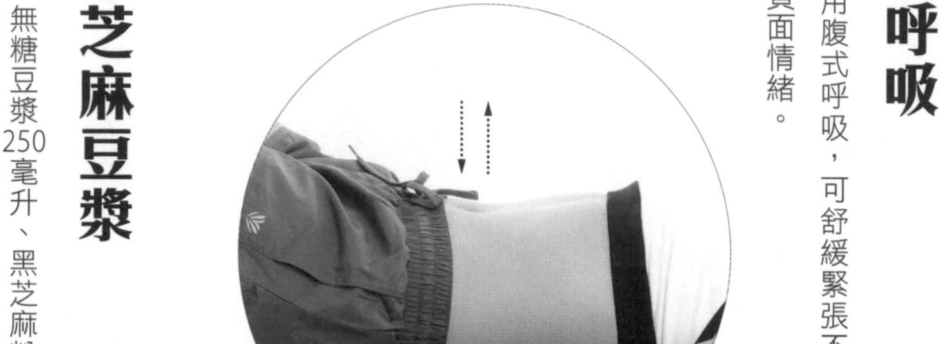

身體平躺，雙腳屈膝，嘴巴輕閉，用鼻子吸氣。

飲食

## 山藥芝麻豆漿

**材料** 山藥100克、無糖豆漿250毫升、黑芝麻粉20克、蜂蜜少許

**做法** 將山藥去皮切塊，和豆漿及黑芝麻粉一同放入果汁機中攪打。最後加入蜂蜜調味即可飲用。

**功效** 山藥可促進荷爾蒙的合成，有豐胸效果，此養生方富含鐵、維生素E、蛋白質、大豆異黃酮等，女性多喝可健脾養胃，補虛潤燥。

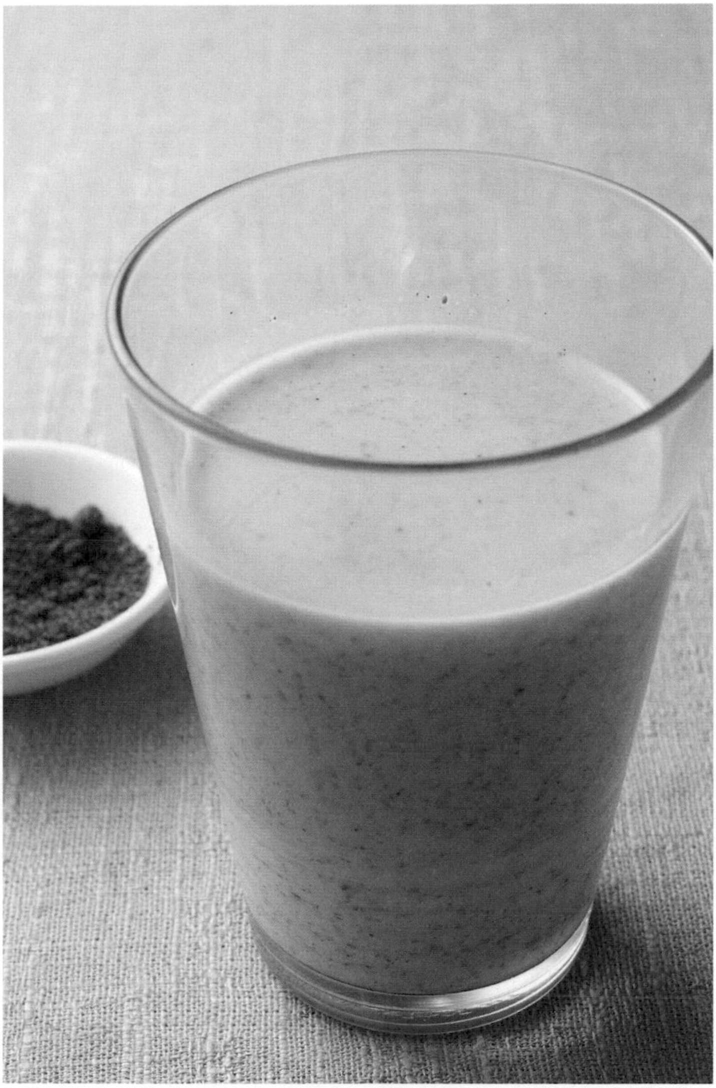

## 虛胖、水腫、難瘦、水桶腰、吃得少卻容易發胖都掰掰

# 好身材靠養脾

**案例3**

我在國中時被家裡送出國念書，當時語言不通，沒有朋友，被同學欺負，回家又沒有人可以哭訴，只好以吃東西洩恨，就這樣愈吃愈胖。

讀到大學畢業後，回到台灣來，那時候的體重早已破百，身上什麼毛病都有，三高、心臟病、痛風、憂鬱症等，家裡很擔心，還想帶我去做縮胃手術，希望能夠減輕體重，但因為我有心臟病，做手術有危險，這才放棄。

家人也曾幫我報名減重班、減肥門診、健身房的課程等等，但運動對我來說很痛苦，因為體重太重了，腳踝、膝蓋、大腿骨等，都覺得痛，我無法跑步、打籃球，一站起來，就覺得下半身要被壓垮了。

### 高先生

年齡：37歲　職業：無
身高：170公分　體重：140公斤
調理重點：脂肪囤積、水腫、難瘦

## 聽吳明珠醫師怎麼說：

剛見到高先生時，真的很替他擔心與著急，一個人要背著一百多公斤的肉走出門，感覺累死了，誰會想要出門呢？當然，想要瘦，就不能窩在家裡當宅男，還是要走出來。

從中醫的調理來看，高先生因為小時候被同學欺負，心情不好，暴飲暴食，早已傷害了脾胃的運化功能，脾胃呈現陰虛的狀態，所以，才會一直胖下去，如果脾虛不改善，肯定會再繼續發胖，因為滯留的廢物只會愈積愈多，肥肉也會愈多。

另外，因為胖，高先生不願意動，脾主肌肉，不動就鍛練不到肌肉，脾當然愈來愈弱，加上心情經常處於低潮失落，導致肝氣鬱結，肝火旺盛，肝又剋脾，脾一再的受傷，當然就積弱無力。

所以，高先生想要減肥，首先要補脾健胃，先將後天之本的基礎重新打好，才能去進行調理。我要求他，先吃對東西，再用藥。否則脾胃不佳，給任何再多的藥，也只是傷害。

高先生是很典型的痰溼體質，主要就是脾虛失調，運化功能失常，身上的痰溼就會停滯，像這種狀況，還需要再加強排溼除痰的調理，多管道進行，才能解決肥胖問題。

吳明珠醫師教你如何擁有好身材

## 按摩 帶脈

人體幾乎所有的經脈都是上下縱向而行，只有帶脈是人體唯一橫向運行的脈絡，於腰間橫向環繞一圈，連結縱向的經脈，帶脈一旦堵塞，就會造成身體多條經絡都堵在腰腹處。經常揉壓敲打帶脈，有助消脂，讓脾氣順暢。

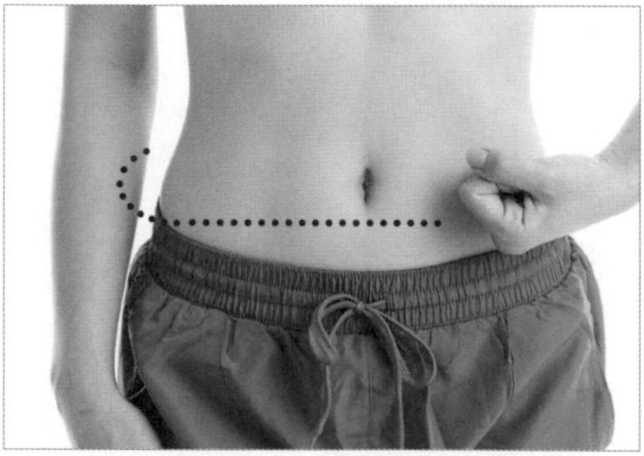

帶脈是肚臍下方，
繫皮帶的地方。

## 運動　游泳

如果身材過胖，從事激烈運動反而會因為體重負擔傷到腳，建議以水上運動為主，像游泳、水中漫步等，每週至少三次，每次三十分鐘以上。

## 飲食　黃瓜絲粉條

**材料**　乾粉條100克、小黃瓜1個、蛋1顆、胡蘿蔔1/4個、鹽、醋、麻油適量

**做法**

❶粉條以熱水煮熟後撈起備用；小黃瓜切絲，胡蘿蔔去皮切絲，蛋煎成蛋皮後切絲。

❷將做法❶材料拌勻，加上其餘調味料，依個人口味調整，但以清淡為主。

**功效**　健脾養胃，清熱降脂

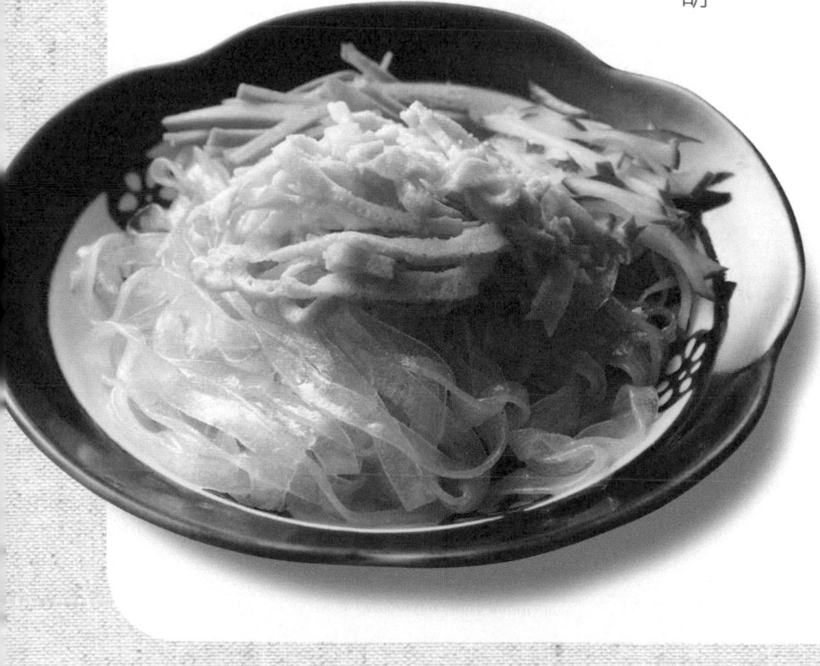

## 雪玲

年齡：45 歲　職業：公關公司總經理　身高：168 公分　體重：90 公斤
調理重點：掰掰袖、水桶腰、大象腿、屁股下垂、吃得少卻容易發胖

**案例 4**

雪玲是個很拚的公關公司總經理，底下掌管將近六十個員工。但雪玲因為工作關係，經常得應酬，導致她的體重不斷的往上增加，套裝每年都無法穿，年年得去買新衣，讓她很苦惱，因為工作忙，也讓她一直沒有對象，其實，其中一項原因，也因為自己的身材，讓她感到信心不足。

雪玲的身材，就是一個胖妹的樣子，她長得算高，將近170公分，體重超過90公斤，讓她看起來很巨大，像是掰掰袖、水桶腰、大象腿，在她身上都有，隨著年紀愈來愈大，屁股也下垂了。她試過各種減肥藥、運動方式、甚至中醫的埋線針灸等，但都只是一時的有效，半年十個月後又失效，體重還會比沒減之前重。

雪玲其實吃的很少，就連甜的飲料都不太敢喝，米飯不敢碰，所有肉類都要過水，但就是沒效。現在她只好自嘲，她是連吸空氣就會胖的胖子。

## 聽吳明珠醫師怎麼說：

雪玲是最典型的脾虛痰溼型。也就是說，脾的運化升清降濁功能失調，導致五臟六腑也跟著陰陽失調，讓身上累積許多沒用上的廢物，排不出又用不上，當然就變成脂肪留在身體裡。

而肥胖的人，常抱怨我吃很少耶，甚至三餐只吃一餐，或是有人採取蛋白質減肥法，或只吃水果減肥，結果都失敗，甚至會變得更胖。氣得她們也跟雪玲一樣，直呼為什麼瘦不下來

其實，這都是吃錯東西惹的禍。以脾虛痰溼的體質來說，脾已經虛弱到無力運化養分，才會導致肥胖，如果再得不到正確的營養與調理方式時，脾只會愈來愈弱，功能愈來愈差。

不吃米飯，或是一天只吃一餐，其實是錯誤的做法，尤其是九到十一點時，是脾經運行的時辰，不吃早餐，或是不碰最養脾胃的五穀，那豈不是叫脾完全沒有任何能量能夠補充。什麼東西都沒得吃，還得工作，誰受得了？

所以，雪玲或是胖的人，想要瘦，就要先調整生活做息，改變吃東西的習慣，其實，減肥不難，只要把脾養好，讓它能夠盡責的去運化，將養分送到對的器官，就不會有脂肪積累的問題。

最好的減肥飲食方式，是三餐要在正確的時候吃，均衡飲食，米飯五穀類在早午餐都可進食，但勿過量，再補充足夠的蔬菜，水果如果是屬於糖分高的，建議晚上要少吃。再加上適當的運動。先把體質調整好，沒有瘦不下來的胖子。

**吳明珠醫師教你如何擁有好身材**

## 運動 走路

最好每天走上一萬步，行走時間以二個小時為主。

## 按摩 中脘穴、關元穴

以手指點按，每日約一百下。可於睡前按摩進行。

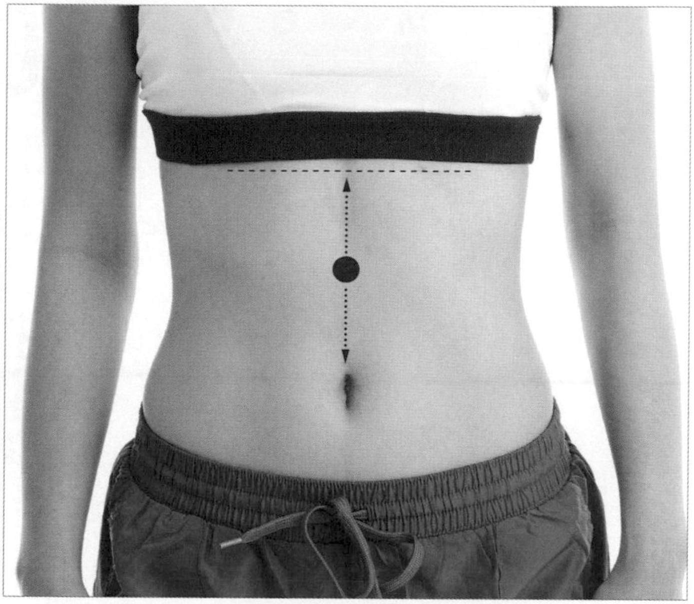

**中脘穴位**
胸骨下端和肚臍連接線中點。

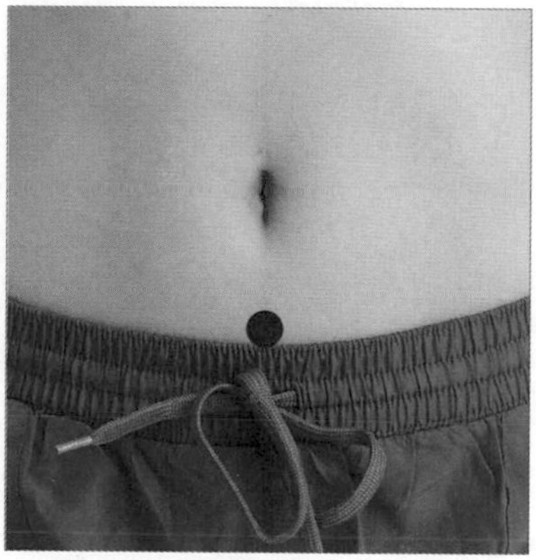

**關元穴位**　肚臍下方 3 寸，以手掌 4 指寬來量。

**飲食** 

# 白蘿蔔排骨湯

**材料** 白蘿蔔1條、豬排骨250克、薑少許

**做法**

❶ 白蘿蔔切塊備用；先以熱水汆燙排骨。

❷ 將排骨及白蘿蔔塊一起放進水中熬煮，再加入薑片及鹽調味即可。

**功效**

白蘿蔔能促進脂肪代謝，避免過多脂肪屯積，還能達到滋陰潤肺、養脾益氣之功效。

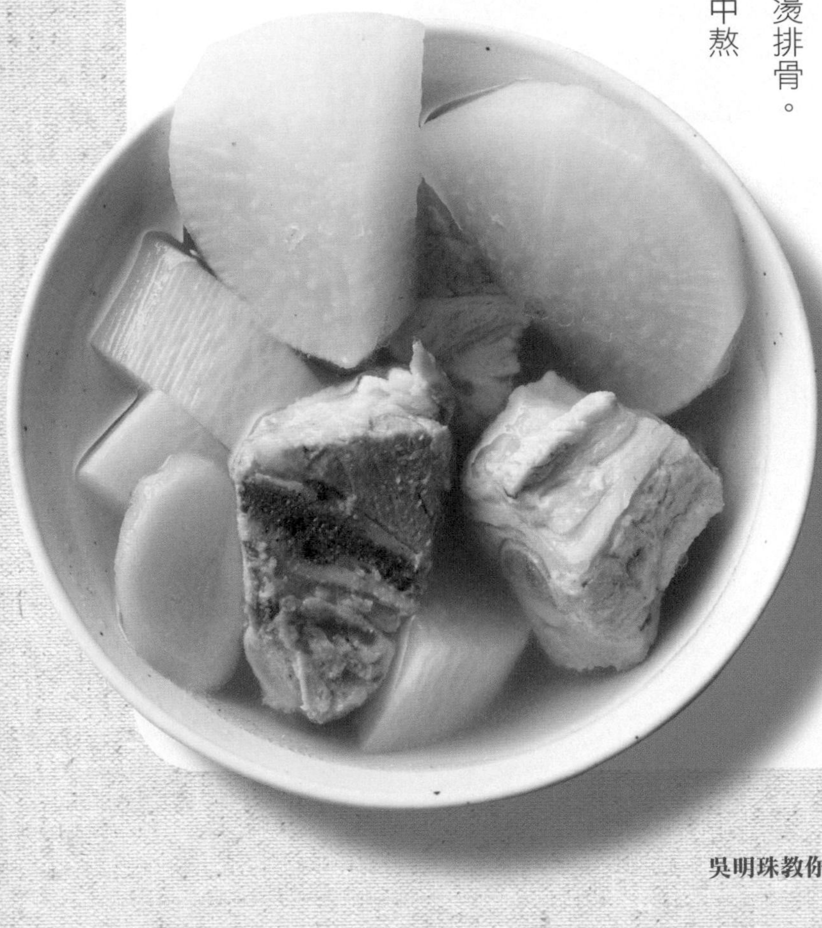

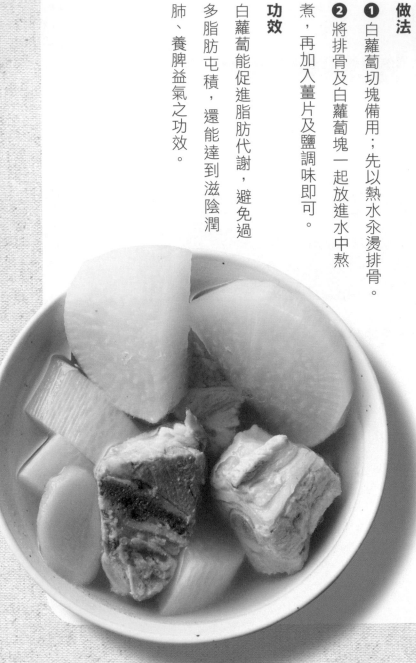

# 子宮肌瘤、難孕、經期症候群、手腳冰冷、乳房腫塊都掰掰

# 告別婦女病靠養脾

### 許怡文

年齡：36歲　職業：媒體業

身高：165公分　體重：57公斤

調理重點：子宮肌瘤、難孕、異常性出血

## 案例5

我今年三十六歲，結婚快三年了，早就想生個孩子，卻一直無法懷孕，後來去檢查才知道有子宮肌瘤的問題，醫生說並不嚴重，可以生小孩時再一起處理。

但是，一直都沒有懷孕的消息，後來也做了人工及試管，還是沒有結果。

我在結婚前生理期就很不準時，有時三個星期來一次，有時大半年才來，經期來之前，肚子都會悶悶脹脹的，經期一來就會痛，以前吃一二顆止痛藥就有效果，後來愈吃愈多，甚至超出標準量，我也不敢再吃了，只好忍耐著痛，但會影響工作。

我還有便祕問題，明明青菜水果都有吃，卻還是沒有便意，經常要

三五天才上一次，有時覺得肚子凸凸的，就吃個瀉藥狂拉一番。

我的工作經常處在時間緊迫狀態，所以，心情常常很緊繃，脾氣很不好，尤其在經前，老公常常變成我的出氣桶，心情也會沮喪低落，但只要經期一來，警報就能解除。

**聽吳明珠醫師怎麼說：**

懷孕是每個女人重要調理身體的一個機會，很多的婦女病在經過一次生產後，只要坐月子期間有好好調理，就能重獲新生。

像女人最常聽到的子宮肌瘤或是巧克力囊腫等，其實就是血瘀造成。中醫所說的瘀，是不應該留在體內的血，卻又無法及時排出，停滯在體內造成。瘀血久了，通道會被阻塞，氣血無法運行，就形成氣虛。

女人經常手冷腳冷，就是血液循環差，有時黑眼圈也是子宮有瘀血造成，只要養好脾，讓它能夠運送足夠的氣血至各個器官，有力的氣血，就能衝破瘀血，排出瘀血，解決婦女病的問題，經期的症狀也會消失。

女人生理期前後為何不能吃冰？就是怕瘀血排不出。

女性為何無法懷孕？尤其年紀愈大愈困難，就是因為瘀血狀況長年累積下來，容易形成婦女病，子宮、輸卵管等出現瘀血，當然就無法懷孕，因此，想懷孕要先處理瘀血問題。

另外，女性便祕很常見，主要是生活作息及壓力所致；大部份的女性缺乏運動，影響到脾，脾主肌肉，肌肉無力，腸子也無力蠕動，自然排便不順。另外，女人思慮較多，思傷脾，脾一直處於受傷的狀態，如此也不可能好。

有些人會吃瀉藥來解決便祕的問題，但原本無力的腸道肌肉，受了刺激後才動，久了養成習慣，腸道肌肉更懶惰，要吃藥才會動一下，不吃藥就不動。這種情況久了會形成依賴性，身體狀況會更糟。

## 按摩 豐隆穴、血海穴、三陰交

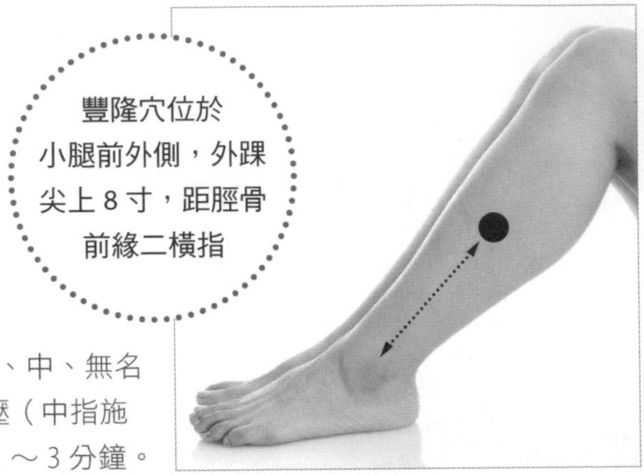
豐隆穴位於
小腿前外側，外踝
尖上 8 寸，距脛骨
前緣二橫指

**豐隆穴** 以食、中、無名三指指腹按壓（中指施力），每次 1～3 分鐘。

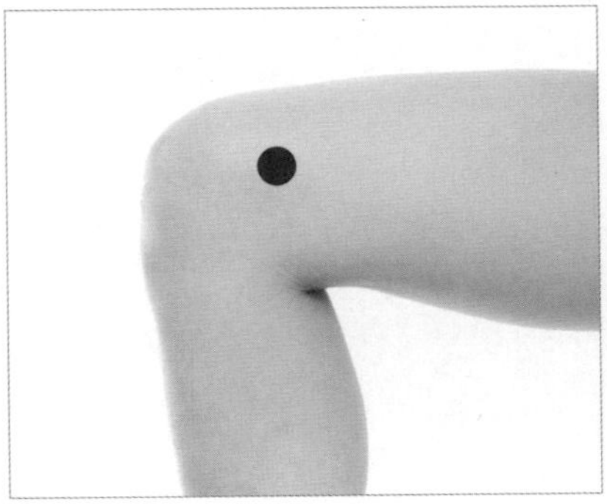

**血海穴** 用自己的掌心蓋住膝蓋骨（右掌按左膝，左掌按右膝），五指朝向自己，手掌自然張開，大拇指端下面膝內側便是血海穴。

**三陰交穴** 是脾、肝、腎三條經絡相交匯的穴位。其中，脾化生氣血，統攝血液。肝藏血，腎精生氣血。女人只要氣血足，月經不調（如：月經先期、月經後期、月經先後無定期、不來月經等）的症狀都會消失。

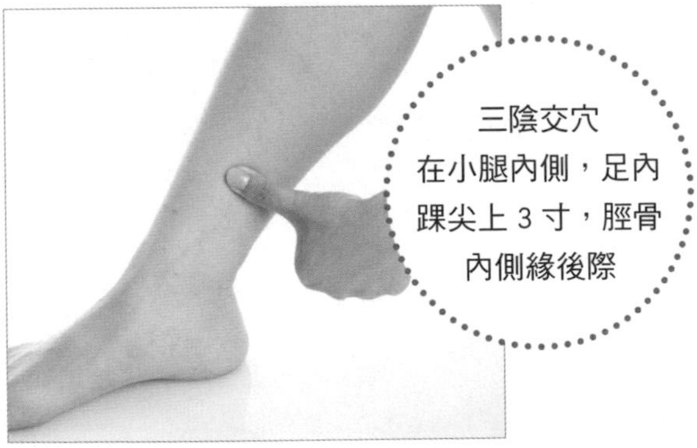
三陰交穴
在小腿內側，足內
踝尖上 3 寸，脛骨
內側緣後際

## 運動 氣血運行

應多進行有益促進氣血運行運動。如，太極拳、慢跑、快走，可幫助氣血循環及腸胃運動。

## 飲食 紅糖山楂茶

**材料** 山楂10顆、紅糖適量

**做法**

❶ 山楂洗淨，去核仁打碎，放入水中滾煮。

❷ 起鍋後加入紅糖調味，可依個人口味調整甜度。

**功效** 山楂能活血散瘀、促進腸胃消化，健脾消積，有益於減肥。紅糖性溫、味甘、入脾，具有益氣補血、健脾暖胃、緩解疼痛、活血化瘀的功效。

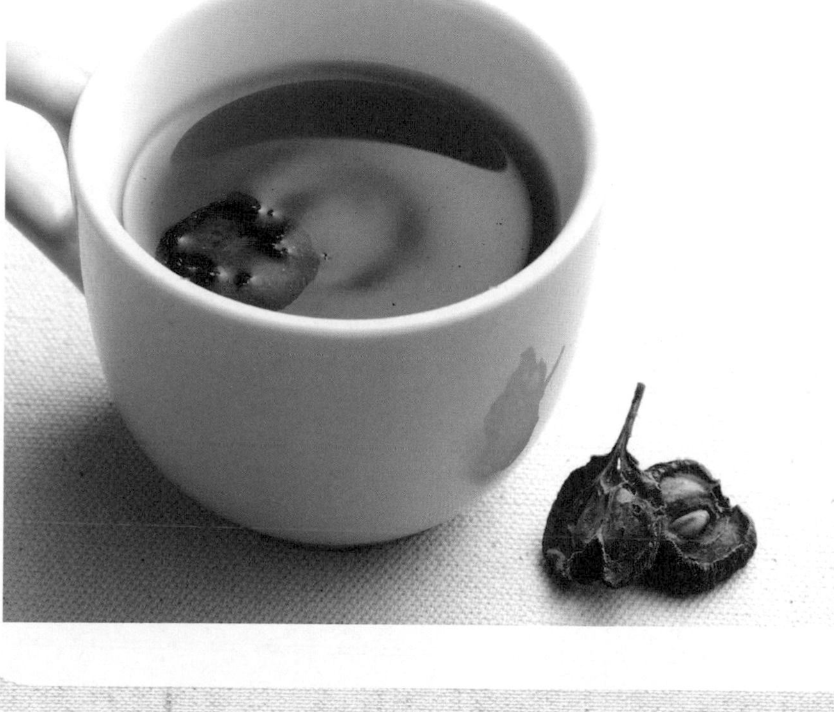

## 陳小姐

年齡：30 歲　職業：服務業　身高：160 公分　體重：50 公斤
調理重點：經前症候群（腹脹痛、頭痛、無力、暴怒、狂吃甜食）

**案例 6**

每次生理期要來的前一週，我的脾氣就變得超差，看誰都不順眼，交往過好幾個男朋友，都因為受不了太過情緒化的我，提出分手。

感情受挫，加上經前症候群，我選擇狂吃甜食，而且也會狂吃辣，過去曾經嗜辣到，每餐一定要有大量的辣椒或辣椒粉才過癮。吃完這些辣後，整個人感到舒暢無比，但是，可憐了我的胃，吃過多的甜食與辣，讓胃變得很差，常常飯後就感到胃食道逆流，或是胃酸過多，只得吃胃藥。

這個毛病從生理期開始就有，少女時期還好一些，年紀漸長更加惡化，脾氣愈來愈差，現在還會伴隨著肚子脹，生理期第一天時，還會劇痛，得吃止痛藥才能上班工作。

我曾到婦產科去檢查，但子宮卵巢都沒問題，醫生認為我是太緊張，壓力太大，我也想放鬆，但明明覺得放鬆了，卻還是會痛，現在還伴隨頭痛與無力，止痛藥從一顆吃到二顆，牌子也一換再換。

隨著年紀漸漸大了，考慮未來要生小孩，吃那麼多止痛藥怕會有副作用，所以，才決定改看中醫調理看看。

### 聽吳明珠醫師怎麼說：

經前症候群是不少女人都有的問題。有些人症狀較輕微，忍一忍就過去了，像陳小姐這種嚴重，得用到止痛藥，就須進行調理。

所謂的經前症候群，是指女人在月經前出現的一些生理反應，如頭暈、胸悶、呼吸困難、心悸、乳房脹痛、腹痛、全身無力、煩躁易怒、心情鬱悶等。而當生理期一來或是週期結束後，這些症狀全都消失了。

在中醫稱此為「經行情志異常」，主因是脾虛體內累積痰火、心肝血虛、肝氣鬱結造成，當生理狀態改變時，就會擾動心神與心智，讓不少女性極為困擾。

陳小姐來看診時，她就坦言，已經到了適婚年齡，不想再因為經前症候群嚇跑男朋友，所以才會想要積極治療。

月經要正常運作，需要體內的任脈、衝脈、肝經、腎經、脾經多處氣血協調合作，由於經前症候群症狀多重，診治方面自然也會從多方下手，尤其以補脾養肝、活血化瘀為主，身體內的多處經絡一旦通暢了，就能發揮功效，症狀就會減緩甚至消失。

**吳明珠醫師教你如何遠離婦女病**

## 按摩 關元穴

**功效** 可有效幫助血氣運行，舒緩經痛。

**注意** 熱敷或是按摩皆可，但熱敷時要注意，避免過熱燙傷。

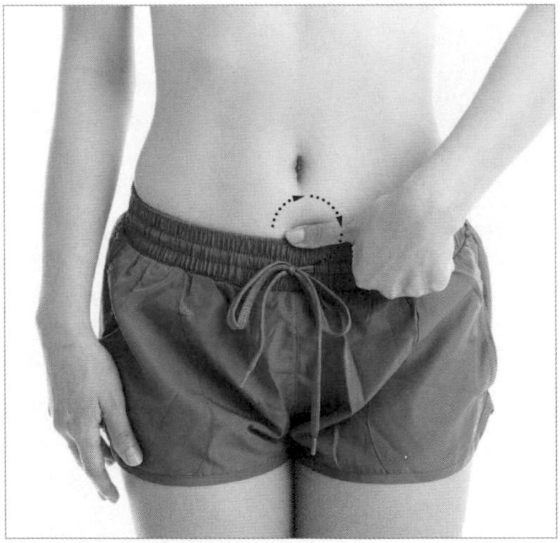

關元穴位於肚臍下方約 4 指寬的位置，以拇指向下稍稍施力，並以順時鐘方向輕壓按摩，約 2～3 分鐘。

運動

# 身體半身前傾按摩

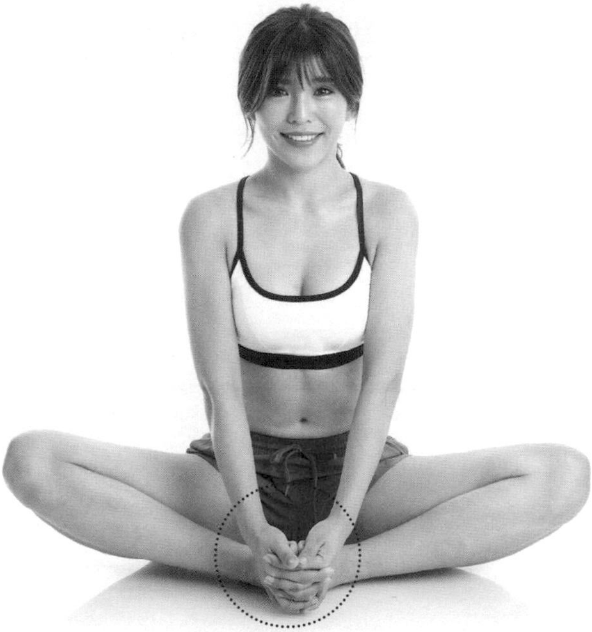

盤坐後，二腳底相對，雙手握住雙腳。

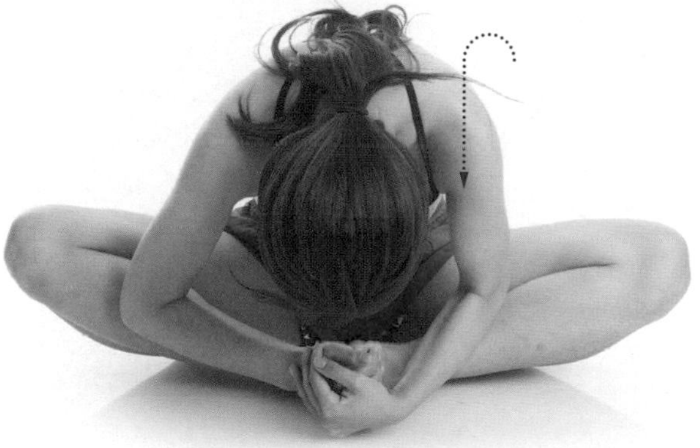

上半身向前傾，臉朝下，可以按摩到腹部，
並進行腹式呼吸。

## 飲食 草本糯米粥

**材料** 黃耆3錢、當歸3錢、白芍3錢、澤蘭3錢、糯米100克、黑糖5克、水適量

**做法**

❶ 將糯米浸水兩小時。

❷ 中藥材加水煮15分鐘後，濾去藥渣，加入做法❶糯米熬成粥，最後加入黑糖調味即可。

**功效** 黃耆補中益氣，當歸補血，白芍止痛，澤蘭活血去瘀，能達到益氣養血，活血調經之功效。從生理期來的前一週，到結束前都可食用。能夠舒緩經前症候群的不適症狀。

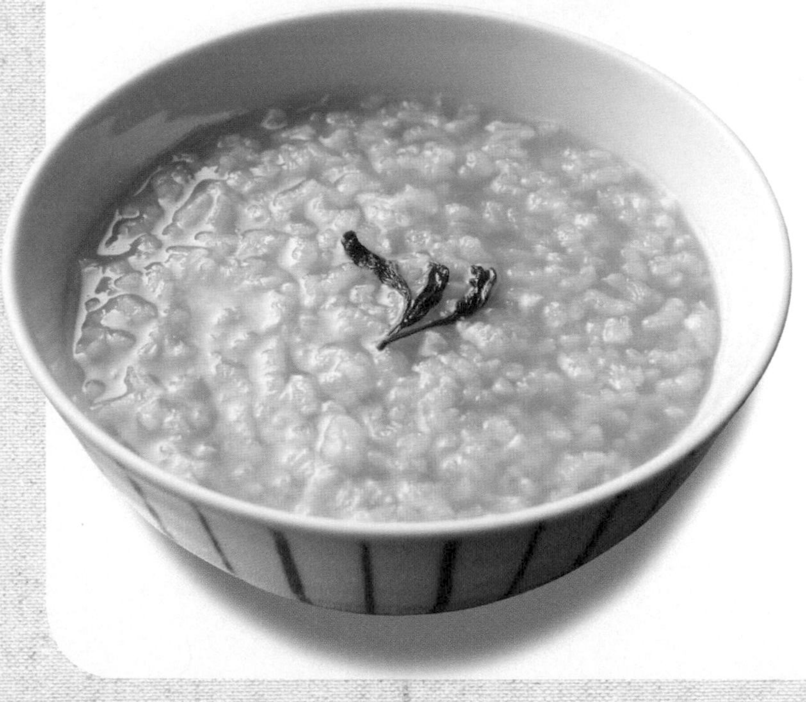

## 林欣

年齡：23 歲　職業：學生　身高：155 公分　體重：45 公斤
調理重點：月經血量時多時少、手腳冰冷、乳房腫塊

### 案例 7

從小我就很怕冷，就算是夏天，睡覺我也得蓋上薄被子，手腳容易冰冷，尤其在冬天時，戴上手套也暖和不起來。

其實我大約知道自己的體質，應該是屬於較虛的，因為冬天我也很常去吃補品，像是薑母鴨、麻油雞、羊肉爐等等。只是一吃我就拉肚子，同學們笑說，我根本就是虛不受補，還叫我別吃了，浪費食物。

我的生理期不太準時，有時隔個二、三個月才來，有時一來好幾天，整個感覺都快虛脫了，尤其是生理期來之前，胸部漲痛的很嚴重，還會摸到硬塊，等到生理期結束後，不漲也不痛了，硬塊也消失。

家人叫我要運動，但是平時我就感到好無力，常覺得胸悶無力，哪還有力氣去運動，其實像這種情況，已經很多年了，去給醫生看過，醫生總說，生完孩子後就會比較好，但我現還是學生，等到結婚生子，還有好長一段時間。

## 聽吳明珠醫師怎麼說：

林欣很明顯的就是脾腎陽虛體質。其實，我們人體的陽氣，是父母給我們的先天之氣、後天的呼吸之氣，再加上脾胃運化水穀之氣而形成。剛開始是脾陽不足，長期下來就會牽連腎陽不足，造成現在林欣的狀態。體內的脾胃陽氣不足，也就是陽虛體質，會讓身體的生理活動衰退，五臟六腑沒有力氣去發揮功效，當然就會影響生理機能，手腳冰冷就是氣血循環不足，血流無力到四肢，所以常常冷得像冰塊似的。

這種體質要盡快調理，因為陽虛再嚴重下去，就會變成氣血虧虛，影響到未來的生理發展，像是生小孩，或是婦女病、子宮肌瘤等等。

而林欣臉色完全沒有血色，應該不只是手腳冰冷，像是後背、小腹等也會發涼，才會讓她常感到冷。像這樣的狀況，不能強吃補，因為虛不受補，反而會拉肚子，要以溫和的方式來補陽氣，漸進式的調理，先將脾胃功能調整好，才是最好的方式。

## 按摩 神闕穴

**功效** 熱敷神闕穴可溫通任脈，緩解經期不適，也能促進中焦脾胃氣血循環，改善手腳冰冷的情況。

**注意** 除了按摩之外，也可熱敷，但熱敷時要注意，避免過熱燙傷。

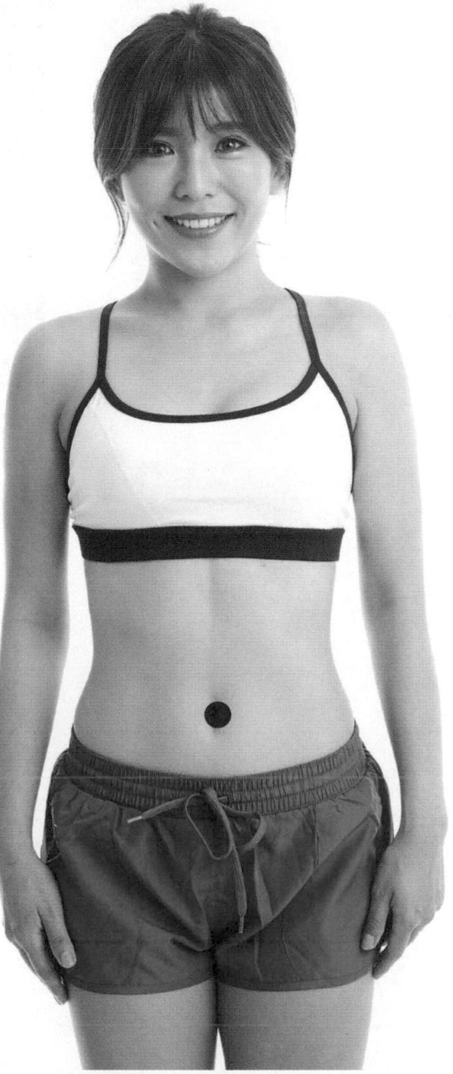

**神闕穴** 位於肚臍正中央。

## 運動 身體前傾伸展運動

**做法**

❶ 盤坐地上雙腳平放，雙手握住雙腳，臉朝下，上身慢慢向前傾。

❷ 輕輕按摩腹部，並搭配呼吸。

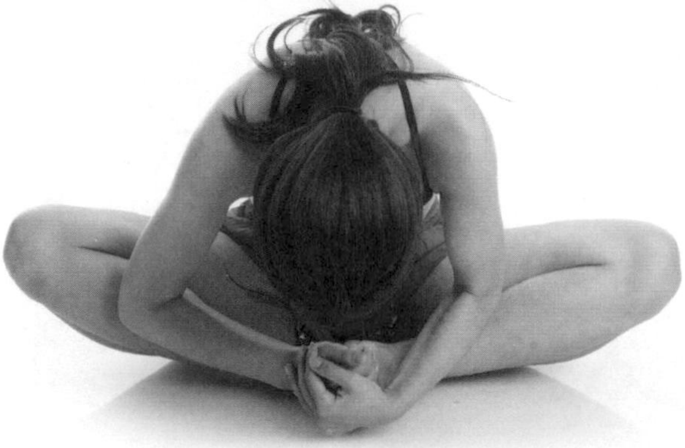

每日睡前按摩 10 分鐘。上身前傾幅度依照自身柔軟度，勿勉強，只要感覺腹部有按摩感即可。

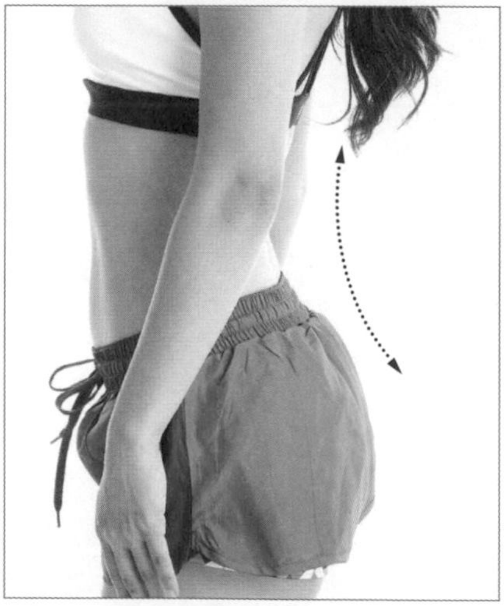

能有效伸展及強化下背及臀部，向前伸展時可按摩卵巢和腹部，強化骨盆周圍的血液循環。

飲食

# 銀耳枸杞湯

**材料** 白木耳20克、枸杞3錢、冰糖、水1公升

**做法**

❶白木耳泡開備用。

❷將白木耳及枸杞一起加入水中煮沸，轉小火熬煮，時間依個人習慣口感，喜吃軟者多煮30分鐘，喜吃具彈性者，10分鐘即可。

❸起鍋前加入冰糖調味，甜度依個人口味調整。

**功效** 健脾補血，補肝明目，美容養顏。

**注意** 腹瀉者不宜食用。

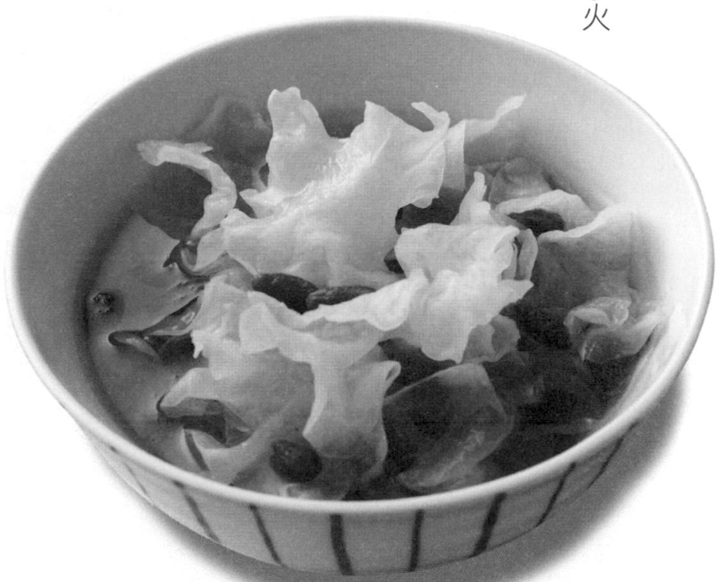

# 糖尿病、高血壓、高血脂、溼疹、蕁麻疹掰掰

# 告別常見病靠養脾

## 案例8

我開了一間雜貨行，由於空間小、貨物多，所以很悶熱，我一天喝很多的水，也流很多的汗，搬貨排貨等，但是，很奇怪就是瘦不下來。以前為了減肥，只吃水果與青菜，肉、澱粉、麵食類的東西，都不敢碰，但我還是胖，就是吸空氣也會胖的那種女生，從小我就是小胖妹，全身圓滾滾的，反正就胖習慣了，我也不太在意身材的問題。

比較苦惱的是會不定期發作的過敏，西醫說是蕁麻疹。犯起來時，在腿或是手臂，又紅又癢又腫，而且症狀連續好幾天，癢到受不了，我問西醫，過敏原到底是什麼？西醫都沒有給我一個正確答案，總是說，可能是食物，也可能是環境。

蕁麻疹發作時，又熱又紅又癢，真的很痛苦，抓到都快破皮了。以

Amy

年齡：38歲　職業：百貨業
身高：155公分　體重：68公斤
調理重點：溼疹、蕁麻疹

前小時候沒有過敏情況，家人也沒有相同症狀，去做健康檢查，也查不出正確的過敏原，真的不知道怎麼辨才好？

## 聽吳明珠醫師怎麼說：

祛病需脾胃先行，脾胃是人體的能量源頭，後天之本，氣血之源，只要脾胃的功能和諧，就能提供身體源源不絕的能量，把各個器官所需的養分，輸到全身，這就是預防與治療疾病的能量。

脾主運化，因為虛弱不能把水穀精微運化出去，無法執行升清降濁的功能，吃進來的養分會滯留，水溼停聚則內生；另外，脾也主統血，一旦脾虛功能失調時，血氣運送不出去，就形成血瘀。

脾屬土，土剋水，能夠調節人體的水液代謝，只要水液代謝正常，就不容易出現溼濁，但脾不正常，則無法調理水，身體潮溼自然就百病生。

體內無論是溼氣或是血氣的停滯，阻於四肢，則容易引發皮膚病，像溼疹或蕁麻疹等的體質。所以，Amy 的症狀，都是脾虛溼阻造成為主，只要調理好脾胃，症狀就能得到改善。

## 運動　走路

養脾胃得靠動，而且是慢慢的動，出點汗、去些溼氣，飯後20分鐘後，出門去散步，有助於脾胃的功能運行。

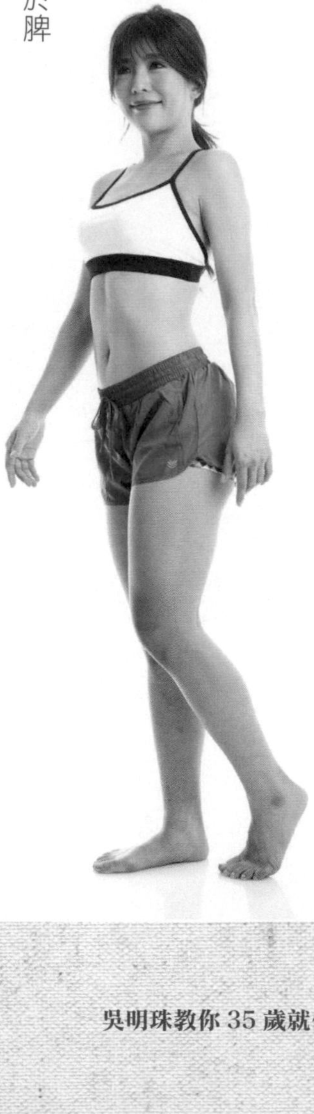

## 按摩　合谷穴

**功效**

具有通經活血，清熱祛溼作用。

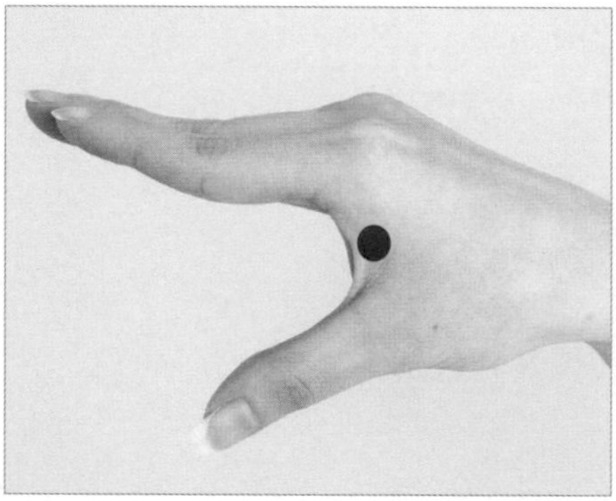

位在手背部大拇指與食指中間，虎口處，每日按壓 100 下，有痛感即可。

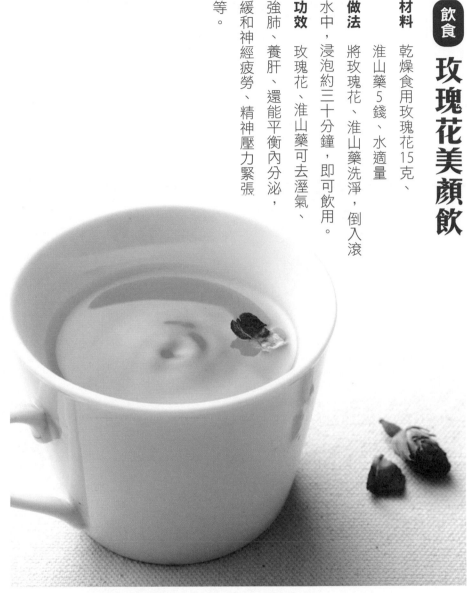

## 飲食 玫瑰花美顏飲

**材料** 乾燥食用玫瑰花15克、淮山藥5錢、水適量

**做法** 將玫瑰花、淮山藥洗淨，倒入滾水中，浸泡約三十分鐘，即可飲用。

**功效** 玫瑰花、淮山藥可去溼氣、強肺、養肝、還能平衡內分泌，緩和神經疲勞、精神壓力緊張等。

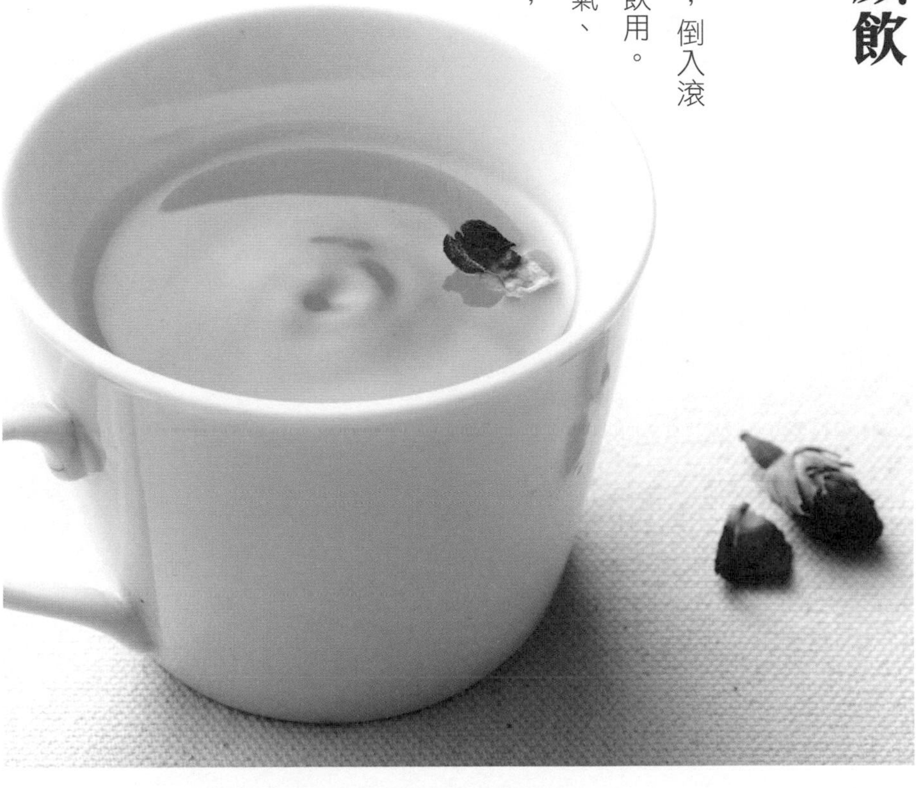

## 張先生

年齡：40 歲　職業：房仲業　身高：175 公分　體重：80 公斤
調理重點：糖尿病、高血壓、高血脂

### 案例 9

由於工作關係，平時都得在外頭奔跑，客戶約了看房子，無論早或晚都飛奔而去，因此三餐不正常，可以一整天不要吃，肚子餓時又可以吃下二個便當。我很愛喝又甜又冰的飲料，天天必備，一天少不了喝個兩三杯手搖飲料。

這樣的生活形態讓我一度胖到一百公斤以上，幾年前，突然過了三十五歲後的某一天開始，我愈來愈瘦，但我還是吃很多，暴瘦把我嚇到了，去醫院檢查才發現，居然是糖尿病！

其實在發現糖尿病之前，就有三高的問題，於是就少喝一點酒，酒可以控制，但是，說實在話，肚子餓很難忍，尤其我們工作壓力大時，吃就是最佳的減壓方法，如果再不能吃，真的是人生的樂趣全都沒有了。

結果吃出糖尿病來，原本以為糖尿病就得終身吃藥控制，後來聽朋友說，其實可以透過飲食調整及中醫調理的方式，讓症狀減輕，甚至是恢復正常，因此，我找上吳明珠醫師幫忙。

## 聽吳明珠醫師怎麼說：

糖尿病、三高是現在很常見的病症。在中醫來說，脾虛是糖尿病發病最大的原因，因為脾主運化的功能，當脾虛無法輸送食物精華往各個器官，五臟六腑得不到養分，自然會開始虛。

得不到養分還沒關係，頂多就是瘦，但偏偏吃得多，脾又不把養分送到對的器官去，該給肺的，送到胃去，該給心的，卻往腸子送，不適當的養分，造成器官功能失常，常會促發糖尿病。

脾胃居於中焦，但運化功能失常時，水溼就會停留在此，溼就會生濁氣，體內濁氣重，人就會感到口渴口乾，所以，糖尿病患者都喝很多水。各個臟器得不到養分，總是感到飢餓，所以吃多。

再說，脾胃也是運化血氣的主要器官，一旦失靈，血氣不通，就會血瘀。瘀血在各個器官，會產生不同的病症，像是瘀在子宮，就會有子宮肌瘤的婦女病；瘀在腦部，則是中風；瘀在腎則是糖尿病，或是腎功能不佳，就得洗腎。所以，像是糖尿病及三高的問題，與脾胃息息相關，要想解決相關問題，得先養好脾胃，才能有好的身體。

**吳明珠醫師教你如何遠離常見病**

## 運動 固定時間和次數

脾主運化，要讓脾好，一定要動，絕不能以為，得了糖尿病就躺著不動，要養成固定運動習慣，一週至少三次以上，游泳、慢跑、快走皆適宜。每次都要超過三十分鐘以上，才能合乎運動的要求。

## 按摩 漏谷穴

**功效** 位在脾經上的穴位，常按揉能健脾胃，利水除溼，有空時經常按壓，有助促進脾經的功能。

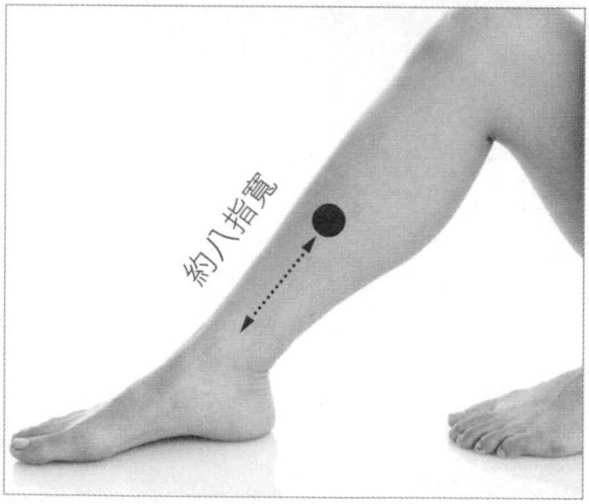


小腿內側，脛骨內側緣，以四指併攏，腳踝上約八指處即為漏谷穴。

## 飲食 玉米鬚黃耆茶

**材料** 玉米鬚1兩、黃耆5錢、水1公升

**做法** 將材料放進鍋內煮沸後，再以小火熬煮30分鐘，即可飲用。

**功效** 益氣利水、調降血糖，補脾順氣。

**備註** 玉米鬚可在中藥行購得，但若能使用新鮮玉米鬚，效果更佳。

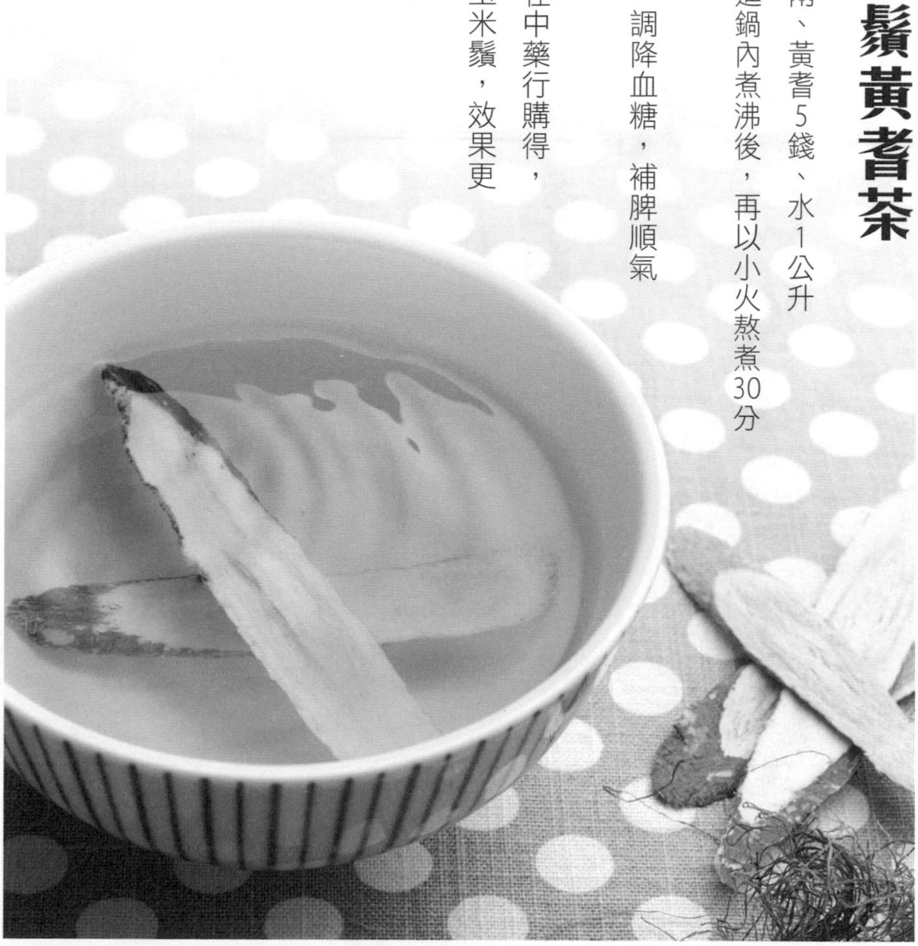

附錄

# 吳明珠醫師診療室：女性常見身體保養Q&A

## Q1 月經過後，是不是每個女生都應該吃四物補身呢？

現在市售的四物飲品很方便，到處都買得到，也造成大家誤以為，每個女生在生理期結束後，都應該喝四物飲品來補補身體。其實，市售的四物，要注意成分外，也要考慮濃度與內容，有些四物成分不足，反而糖分過高。另外，四物並非每個人都適合喝，因體質而異，像有肌瘤、平時覺得容易口乾舌燥、易怒的女生，就別再喝四物了，因為補錯了，越補越糟。

## Q2 坊間埋線減肥效果如何？

所謂埋線減肥，就是將羊腸線埋進穴位裡，有助刺激穴位後，增加經絡的血氣運行，這於針灸的道理一樣，只是針灸在治療後會移除，但羊腸線則埋進穴位會讓體內吸收。但光是埋線進去，刺激穴位的功能不見得大，還得要搭配運動，才能讓羊腸線不斷刺激穴位才有功效，所以，光靠埋線減肥仍舊不夠，還是要運動。另外，必須注意，有些人屬過敏體質，會有化膿腫痛的現象。

## Q3 因為工作關係，生理作息日夜顛倒，怎麼辦？

人是生活在宇宙，當然要跟著時間走，就算在地球另一邊的人，也是隨著日出日落作息而作，所以，大家都應該要遵守自然法則，身體才會調養的好，真的非不得已，日夜顛倒，只能加強在飲食上來補強，白天多休息。

## Q4 紅豆水消水腫減肥，誰都能喝嗎？

紅豆水確實具有利尿消水腫的功能，但用來減肥不太可能，因為排掉的以水份為主，身體肥胖的問題，主要還是脂肪的屯積，所以，並非喝紅豆水就能減肥，腎臟不好的人也要注意，不可以多喝。

## Q5 做月子時可不可以喝冷飲？

女性產後氣血虧虛，要多食用溫補類食物來助氣血恢復，若產後吃生冷或寒涼食物，容易造成脾胃消化吸收功能不佳，進而影響子宮的收縮、排惡露不利等，所以，建議不要吃冷飲。奶茶等熱飲，雖然溫度是溫熱的，但茶還是寒性的，所以不建議於坐月子時飲用，以免傷到脾胃。

## Q6 做月子期間能不能洗頭洗澡？

就中醫來說，婦女在做月子期間，因荷爾蒙的關係，身體毛細孔整個張開，如果沒有做好保暖，寒風入侵體內，體內的陽氣就會受損，人會變得虛弱。但其實隨時代變遷，居家環境改善，只要注意做好保暖工作，大約生產後十天可洗頭，但洗頭後立即吹乾，避免感冒，做個乾淨又舒服的月子。

## Q7 聽說更年期婦女很容易骨折，不要運動才安全？

更年期的婦女更要運動，運動不但可以降低發胖的機率，還能減輕更年期的不適症狀。也能強健骨骼，降低骨折機率及預防骨質疏鬆。還能增加快樂因子，促進荷爾蒙分泌。

## Q8 維持女性美麗的因素之一是荷爾蒙，但從那裡補充最健康？

我最推崇天然的食物，其中又以從大豆製品當中，攝取最天然的荷爾蒙為主，我從年輕開始，天天一杯無糖豆漿，黃豆中具有天然的植物性荷爾蒙和多種必需胺基酸，可提供人體生長和發育所需養分，而大豆異黃酮和大豆卵磷脂，可有效改善更年期症狀，還能預防老化與骨質疏鬆。

## Q9 市面上有現成的調劑中藥方，可以依書上症狀區分後，去買來自行服用嗎？

書中所談到幾種脾虛症狀，都是以最常見的來說，但每個人體質不同，也可能混雜二種以上的體質，所以，比較建議先從食療與生活作息上的調整去做改善，中藥方由中醫師診斷後開立，比較適當。

## Q10 經絡按摩有哪些注意事項？

經絡按摩是一種很好的保健方式，能夠刺激人體穴道經絡，進而增強五臟六腑的功能。平時有空時可以多按摩，注意力道，不需要按到受傷與過於疼痛，只要有痠、脹感覺即可。此外，經絡按壓可以依照時辰，但深夜屬於休息修復階段，就要注意充足睡眠，深度睡眠也是經絡調養的基本。

# 吳明珠教你養好脾，35歲就像25歲

## 老得慢、瘦得快、祛斑除皺！女人病統統都掰掰！

作　　者——吳明珠
文字編輯——許怡雯
攝　　影——林永銘
模 特 兒——沈立心（壯壯）
副 主 編——楊淑媚
責任編輯——朱晏瑭
美術設計——葉若蒂
校　　對——吳明珠、朱晏瑭、楊淑媚
行銷企劃——塗幸儀、王聖惠

第五編輯部總監——梁芳春
董 事 長——趙政岷
出 版 者——時報文化出版企業股份有限公司
108019台北市和平西路三段二四〇號七樓
發行專線——（〇二）二三〇六一六八四二
讀者服務專線——〇八〇〇一二三一一七〇五
（〇二）二三〇四一七一〇三
讀者服務傳真——（〇二）二三〇四一六八五八
郵撥——一九三四四七二四時報文化出版公司
信箱——一〇八九九臺北華江橋郵局第九九信箱
時報悅讀網——http://www.readingtimes.com.tw
電子郵件信箱——yoho@readingtimes.com.tw

法律顧問——理律法律事務所　陳長文律師、李念祖律師
印　　刷——和楹印刷股份有限公司
初版一刷——二〇一五年十一月二十日
初版十五刷——二〇二〇年十二月二十九日
定　　價——新台幣三八〇元

時報文化出版公司成立於一九七五年，
並於一九九九年股票上櫃公開發行，於二〇〇八年脫離中時集團非屬旺中，
以「尊重智慧與創意的文化事業」為信念。


吳明珠教你養好脾，35歲就像25歲：老得慢、瘦得快、祛斑除皺！女人病統統都掰掰！/吳明珠作. -- 初版. -- 臺北市：時報文化, 2015.11　面；　公分
ISBN 978-957-13-6356-1 (平裝)

1.中醫 2.養生 3.婦女健康

413.21　　104014739

ISBN 978-957-13-6356-1
Printed in Taiwan